U0247458

认生的人

如何克服社交焦虑

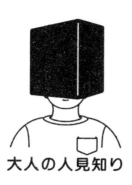

大人の人見知り

〔日〕清水荣司—著
高钰洋—译

江西人民出版社
Jiangxi People's Publishing House
全国百佳出版社

图书在版编目（CIP）数据

认生的人：如何克服社交焦虑 /（日）清水荣司著；
高钰洋译. -- 南昌 ：江西人民出版社，2019.9
ISBN 978-7-210-11421-5

Ⅰ．①认… Ⅱ．①清… ②高… Ⅲ．①社交恐怖症—
精神疗法 Ⅳ．①R749.990.5

中国版本图书馆CIP数据核字（2019）第130672号

著作权合同登记号：图字14—2019—0202号

OTONA NO HITOMISHIRI
Copyright © Eiji Shimizu 2017
Chinese translation rights in simplified characters arranged with WANI BOOKS CO., LTD.
through Japan UNI Agency, Inc., Tokyo

认生的人：如何克服社交焦虑

（日）清水荣司 / 著　高钰洋 / 译

责任编辑 / 冯雪松

出版发行 / 江西人民出版社

印刷 / 三河市金泰源印务有限公司

版次 / 2019年9月第1版

2019年9月第1次印刷

开本 / 880毫米×1230毫米　1/32　印张 / 6.75

印数 / 1—10000　字数 / 100千字

书号 / ISBN 978-7-210-11421-5

定价 / 42.00元

赣版权登字-01-2019-274

如有质量问题，请寄回印厂调换。联系电话：13833676809

序　言

身为男性的你，有没有过这种经历？便利店的限量甜品非常诱人，你很想美美地享受一番，但是心里却在打鼓，"一个男人拿着甜品到结算台太丢脸了"。

身为女性的你，有没有过这种经历？有一款心仪已久的发型，你很想尝试，可是不善言谈的你最终只告诉发型师"差不多剪剪就行"。

正在工作中烦恼的你，由于不擅长和客户面对面地交流，新客户也没找到，连老客户都对你抱怨连连。

还有正在被病痛折磨的你，发烧、头痛、咳嗽接踵而来，早该去医院看病，可是你却因为害怕和医生对话，难以迈入医院大门。

上面的情况，全部都是人们实际存在的"烦恼"。

这些烦恼表面上看起来不尽相同，实际根在同处。他们的原因都是"成年人的认生"，"社交恐惧症"的前兆。

"别人是怎样看待我的？"

"对方是怎么想我的？"

"他们是怎么评价我的？"

这些想法在你的脑中一遍又一遍地循环，让你无法表达自己的感情，无法提出自己的要求，甚至无法和他人交流。

处理人际关系（也称作"社交"）产生的强烈焦虑，极端时会影响人的正常生活。对生活的影响达到一定程度，便会变成"社交恐惧症"。

正常人对社交活动多少会有一定的紧张、焦虑心理。所以，本书中用"认生"一词表述达到病态之前的"预备"状态。

如果每个人都没有对于社交的焦虑情绪，也许就不会关注"别人眼中的自己"。这样一来，任何人的言行都会瞬间脱离正轨，变得杂乱无章，人们行动起来更会变得旁若无人般肆无忌惮。

　　因此，关注"别人眼中的自己"在某种程度上来说是必要的。只是，当今社会中的人们，总是在"程度"的把握上有所偏离。越来越多的人由于过多关注"别人眼中的自己"，生活负担加重，心情变得压抑、痛苦。

　　关注"别人眼中的自己"的人为什么越来越多了？我将在书中慢慢回答这个问题。

　　我，很担心现在的你。

　　你有没有过分关注"别人眼中的自己"？

　　你有没有感到生活焦虑不安？

　　日本某个电视节目的调查结果显示，64%的日本人称自己"认生"。美国的专家测算得出，有10%的人需要治疗"社交恐惧症"，其症状严重影响他们的生活。如果将"认生"看作社交恐惧症的前兆、临界线的话，那么60%的人对社交感到强烈的焦虑，10%的人被诊断为"社交恐惧症"。

　　"社交恐惧症"听起来很拗口，其实很久以前被称为"恐人症"。

"原来一半以上的人都是认生的啊。"

也许你会忽然松一口气，但是，请等等，事实并没有那么轻松。

"认生"并不只是性格的问题，放任其发展，会使人加重"认生"的程度，增加心理压力，甚至转变成为重度的社交恐惧症，这将严重影响一个人的生活质量（Quality of Life. QOL）。

"认生"的负面影响会从人际关系焦虑的一个点，扩展到整个社交层面。

比如，无法顺利就业或结婚，无法在学校或职场中建立正常的人际关系等。

如果社交焦虑或"认生"是可以治愈的，那么最好将它克服掉。

我是一名精神科医生，我一直致力于帮助社交恐惧症患者，为他们改善焦虑的症状。

根据我长年的治疗经验，只要掌握认知行为疗法的具体方法，加以时日训练，"认生"甚至社交恐惧症都是可以被克服的。

也许你是"天生认生"。但即便如此，只要现在行动起来，你的"认生"症状也同样可以得到缓解。

为什么我会如此有把握？因为我本人也曾是一个认生的人。但是，经过了认知行为疗法的干预，我学会了控制焦虑情绪，重新审视"认生"的原因，从此，我的人生柳暗花明。

我想对正在独自烦恼的你说：其实，每个人对社交都有不安的情绪。

从现在开始，和我一起，了解认知行为疗法，改善你心中的"认生"表现，将你的人生变得更加充实、美好吧。

清水荣司

目 录

CONTENTS

目 录
CONTENTS

目 录

CONTENTS

第三章　摆脱认生的 10 种方法

目 录

CONTENTS

第四章　治愈认生的 10 大自我训练法

目 录

CONTENTS

第五章　防止认生复发的3种方法

目 录

CONTENTS

第六章 认生的人工作沟通术

第一章

"成人的认生"有什么特征

日本有"一亿人"认生？

成年之后，你是否也有"认生"的烦恼？

"认生"本来是用以形容婴儿开始区分母亲和陌生人的成长过程。但是近年该词语不仅用来形容婴儿，还被用在大人身上。

维基百科关于"认生"的解释中写道：经常用于形容成年人，一般表示此人羞怯、腼腆。作为精神科医生，我认为成人的"认生"多表现为"人际关系焦虑"。

成人"认生"是一种心理疾病，多表现为社交场合感到焦虑、心悸、面红耳赤、出冷汗等症状，是"社交恐惧症"的"预备"状态。

本书中将区分使用"社交恐惧症"和"认生"这两个词

汇。我把对生活造成障碍6个月以上的状态称为"社交恐惧症"；程度不及"社交恐惧症"严重，但是在社交场合会感到强烈焦虑的状态称为"认生"。

"社交恐惧症"一词进入人们视野之前，人们听到的是"强迫神经质对人恐惧症"。该专用词汇是森田正马教授创造的，森田教授开创了治疗神经症的"森田疗法"。

森田教授先行于欧美研究者，于20世纪20年代开始着手研究对人恐惧症，在国外的研究者当中以"Taijin-Kyofu-Syou[①]"直接通用。

日本的"耻感文化"表现为"在人前蒙羞之事堪比死亡，甚至更加可怕"。在森田教授开始研究的年代，曾经认为对人恐惧症是日本人特有的心理疾病。

但随着时间推移，人们慢慢地发现，欧美国家也出现了类似的案例，随即便产生了"社交恐惧症"这一新词。近

---

① Taijin-Kyofu-Syou是日语"对人恐惧症"的发音。作者提到，在对人恐惧症的研究方面，日本的森田教授起步较早，因此在外国研究者中，"对人恐惧症"的日文发音可以直接通用。

年，"社交恐惧症"一词反向传入日本，被人们接纳。

同时在美国，社交恐惧症被称为"Social Anxiety Disorder（SAD）"。根据美国的统计，美国国民约10%~15%患有这种疾病，发病年龄平均15岁。

每每提及"社交恐惧症"，人们总觉得它遥不可及。事实上，在人前说话或和人接触产生焦虑的情绪并不是特殊的事情。当焦虑感程度加深时便成了社交恐惧症，许多年轻人均为此感到烦恼。

不沟通也能活

　　有一个高中三年级的女孩子，最近无法和男同学正常交流。上初中的时候，她还能够和男同学正常沟通，也没有被同学欺负过的经历。可到了最近，她忽然间不敢和男同学说话了。她脑子中总盘旋着一个念头，认为自己出现在男同学面前时，对方会认为自己"吵闹""烦人"，因此，她再不敢和男同学说话了。

　　即便男同学是自己的初中同学，她也不敢上前说话。她身边的女性朋友告诉她，是她想得太多，她自己也这么认为，可是她却难以改变自己的性格。遇到喜欢的男孩子，她不敢上前，而是选择马上放弃。这样的女孩子，在你的班上应该有很多吧？如果这种状态持续6个月以上，我们就要怀疑她是否患有社交恐惧症了。

同时，近年来，社会整体正在极力削弱人们的沟通能力，这似乎更助长了认生的态势。

比如最近流行的"单间"拉面连锁店。人们进入店面后，首先在自动贩卖机上买餐券，在电子座位屏上确认空座之后，找到位置就座。每个座位之间有隔断隔开，正面挂着帘子。

按下正面的按钮，店员会出现在帘子一侧。顾客把面票交给店员，店员则为顾客端上一杯水。是否加大蒜等具体的需求，均可以在买餐券时实现。

现在的社会，暂且不提和其他顾客交流，连店员的面都不用见。

对于不愿和人过多交流的人，以及不愿被旁人看到吃相的女性来说，这种店颇受欢迎，但是毫无乐趣可言。

拉面店的例子可能有点特殊，不过现在的便利店和超市也不需要和店员交流就可以购买商品，这种贩卖形式在过去都是不曾有过的。

　　电子邮件和因特网的出现，让我们不再需要和对方交涉就能轻易地获取信息。整体社会发展趋向便捷、轻松的同时，我们正在不断丧失沟通能力。

社交恐惧症是什么？

　　那么，让我们来看看社交恐惧症的定义到底是什么。

　　社交恐惧症的鉴别诊断，主要参照以下要点：

　　① 你是否害怕当众回答问题、演讲或表演等活动？（是/否）

　　② 你是否害怕参加如宴席以及会议室、教室里举办的集体活动，又或是害怕别人已经就座完毕的场合？（是/否）

　　③ 你是否害怕当众出丑，受到别人的否定？（是/否）

　　④ 前项①、②、③的恐惧感强烈，回避以上情况的行为已经影响日常生活，或忍受以上情况的同时承受强烈的恐惧感，且时间持续六个月以上。（是/否）

①～④如果都选择"是"，那么你可能就是社交恐惧症。

你是不是也有选择"是"的问题？对心宽的人来讲无所谓的事情，可能正给某个人带来巨大的痛苦。社交恐惧症很难被他人理解，与他人产生共鸣。

有些人的社交恐惧症症状是出现于小学高年级时期，而有些人则学生时代一切安好，成年后忽然患上社交恐惧症。

按照普通的观念，随着人年龄增加、阅历增长，交流沟通的能力应该有所提升。可事实上，在成长过程中患上社交恐惧症的人绝不在少数。

让我们思考一下原因吧。

有许多患者都有共同的经历，孩童时代害怕当众朗读课文。他们在低年级时没有这样的症状，可是到了高年级却开始关注别人的目光。

一般来讲，孩子在小学低年级阶段多以自我为中心思考问题和行动，随着年龄增大，自我意识逐渐觉醒。到高年级后，课本上会教授孩子如何使用敬语，高年级的他们会发现，自己已经不能单纯以自我为中心行动了，便开始注意其他人的目光，这就是社交恐惧症的开端。

有数据显示，进入中学后，每个班级中都会有一名拒绝上学的孩子。这些孩子的表现可能与社交恐惧症有很大关系。

之后的障碍就是大学了。高中时，教室里固定一人一座的模式可以让学生不过多思考座位安排的问题。可是到了大学就不一样了。大学的教室里没有固定的座位，这时，有人会因为犹豫坐在哪里而产生焦虑。进入研讨会课堂后，人际关系忽然变得密切也会给人带来诸多焦虑。

在上学的时候，遇上最糟糕的情况，还能想休息便休息。可是到了社会上，"明天的提案会真让人觉得焦虑，好讨厌。"这种理由可是不能请假的。

更有甚者，作为新入职员工听从安排做事即可。可到了组长、科长级别时，在部下面前发言的情况根本无法避免。有许多一直坚持挺过来的人，最终还是选择了暂时停职。

　　实际上，每当我问道"你什么时候开始惧怕当众讲话的？"的时候，患者总会有"这么一说，好像是在13岁的时候有过一件事……"的回答。

　　在心理学领域，我们称这种在人生历程中发生的事情为"生活事件"。如果能够清晰地把握生活事件，我们就可以通过认知行为疗法修正事件发生时的想法。如果不能把握具体生活事件，那我们的工作就是先和患者一起寻找这个带来应激反应的生活事件。

"逃跑可耻"引发人们共鸣
也是因为社交恐惧症吗？

社交恐惧症患者的人生中，一定存在让他产生焦虑的生活事件。

确实有人提到自己幼儿时期的记忆，比如在幼儿园毕业典礼上感到十分恐惧。从积极的角度来讲，认生的人以及社交恐惧症患者的感官都十分敏锐。

感官敏锐的人，既可以感受到一般人感受不到的小确幸，也可以感受到迟钝的人所感受不到的不安和痛苦。

感官敏锐既有优点，也有缺点。优点可以继续保持，而缺点，如果给生活带来了障碍，就需要想办法将这部分的感官变迟钝。

同时，有些人孩童时代受学校等环境因素影响，被强制和人保持接触沟通。成年后，由于环境变化，和人接触的机会急剧减少，便又开始认生。

举个例子来讲，比如女性，我们都知道很多女性会得产后抑郁症，大约10个人中就有1人得病。现在，产后远离社会的女性从"育儿"变成"育孤"的现象已经成为社会问题。我的建议只有一条，那就是：妈妈们请一定让别人帮忙共同参与育儿，挤出一点空闲尽量让自己放松休息。

过去的日本，人们居住在长屋②里，人与人之间关系亲密，育儿总会有邻居老奶奶帮忙。现在社会中已经很少有这样的环境，因此产妇很容易陷入"育孤"的糟糕状况。在心理疾病出现之前，请你一定借助丈夫、孩子爷爷奶奶、各种NPO③、托儿所等外部力量。产后的认生确实很可怕。

随着晚婚时代的到来，人们独自一人生活的时间变长，

---

② 日本传统的住宅形式。

③ 英文non-profit organization的缩写，意为"非营利组织"。

和人接触的时间也逐渐减少。

改编自海野津美老师的漫画作品《逃跑虽可耻但有用》的同名电视剧在TBS电视台播出后，大获成功。故事情节描述了家政工森山实栗（新垣结衣饰演）住进"专业单身贵族"津崎平匡（星野源饰演）家中，为了帮助男主角做家务，二人契约结婚的故事。该故事引发了人们强烈的共鸣，片尾曲的舞蹈令人们争相模仿，一时引起轰动。

像男主人公津崎平匡一样不喜欢和人过于亲密接触的生活方式，我们当然要给予尊重。

世界上也有像鸭长明④、吉田兼好⑤一般特意和世人保持距离的隐者文学大师。

只是身边没有同伴的话，和人接触的机会也会减少，和人交流沟通会带来更多的焦虑，导致最终有些人会懒得再与人沟通。

————————

④　鸭长明（1155—1216），平安末期日本歌人，代表作品《方丈记》。

⑤　吉田兼好（1283—1350），日本南北朝时期歌人，代表作品《徒然草》。

　　人类本来就是群居动物。当人类孤立生存于社会时，多少都会出现一些问题。人若变得抑郁，免疫力会下降，甚至连身体健康都会受到影响。

认生的潜在风险：
痴呆症和自杀倾向

任凭"认生"发展是非常危险的。

如果一个人不与左邻右舍打交道，也不参加任何社团、组织，完全被社会孤立，那么他患上痴呆症的风险将大大提高。

特别是一辈子埋头工作的工薪族，更应该注意。工作时，日常和上司、部下、客户等的交流十分频繁，可退休后，原本的工薪族们将完全丧失和人交流的机会。

我经常听到这样的话，"还在上班的时候，没有和左邻右舍处好关系，现在退休了，一下变得孤零零的……"

对于男性来说，同事之间一般是上下级关系，而社区的左邻右舍之间的交往是平行型关系，两者有着本质的不同。

因此，退休后的男性大多比较茫然。当然，不管是谁，退休后马上打通左邻右舍的关系都是十分困难的事情。因此，退休前，我们应该尽可能地加强和邻居的沟通交流。不过，即便我这么说，认生的我好像也还没有做到……

相比男性，女性更擅言谈，平行型人际关系的构建也更加得心应手。作为男性，我打心底里羡慕。

现在，中年男性自杀已经成为社会关注的问题。在遇到问题时，男性一般更倾向于选择自己承受，不求助于他人，借酒逃避现实。

这时的你不能认生，要勇于说出心中的痛苦。痛苦说出来也许不能得到解决，可是说出痛苦也可以减轻心理的负担，让你稍微轻松一些。

市面上"杂谈力"相关的书籍倍受消费者青睐，也说明了当前社会更重视人们能否和别人"杂谈"的能力。最近随着智能手机中各种应用的出现，人们沉迷于虚拟社交，更加快速地构建起了容易让人们产生认生情绪的社会环境。

电脑和智能手机，的确给我们生活带来了诸多便利，对此我无法否认。

我和我的夫人一直就是否给几个女儿买智能手机的问题争论了很长时间。但同时我又觉得，女儿上了高中之后，也许真的需要给她一部智能手机（结果在初三的时候，我就给她们买了手机）。听说，智能手机的始祖——美国苹果公司联合创始人史蒂夫·乔布斯，始终没有给自己的孩子一台iPhone。

为什么说智能手机对孩子没有好处呢？

因为有人认为，孩子所处的时期是快速学习处理人际关系问题的时期，他们需要与人当面接触并对话。智能手机对孩子的人际交流、沟通能力的发展，并没有起到积极的作用。

当然，智能手机也有它有益的一面。因此人们需要熟练使用手机，否则将会被时代抛弃。这样一来，教育可能面临改革，未来需要将人际沟通作为正规科目纳入教育体系。

　　我所在的"千叶大学儿童心理发展教育研究中心"，为了改善儿童的认生情况，降低他们对人际关系产生的焦虑感，现在正在小学高年级课堂中加入焦虑的认知行为疗法课程（课程名：《勇者的旅途》）。

压力和焦虑，不都是消极的

大部分社交恐惧症患者表示，自己在和他人交流时会感受到强烈的焦虑感。

对于当事人来说，这种感觉必然是不舒服的。可是这种焦虑的情绪，对于促进个人成熟，却有积极的作用。

诚然，压力会使人如坐针毡，可是我们不能因此而切断与人的交流。

就如糖尿病发病原因之一是由于缺乏锻炼一样。

如果长期不与人交流，那么承受社交焦虑的"肌肉"将会变得柔弱。缺乏运动，只会影响身体健康；缺乏交流，就会影响心理健康。

如运动过量会给膝盖、脚部造成损伤一样，交流过多同样会给心理健康带来反效果。

整日喋喋不休的人，有可能有狂躁倾向，我倒不觉得他们的心理会健康。任何事情都有个度。因此，不必强行锻炼交际能力，只要在自己的可承受范围内有意识地加强训练即可。

就像一周去上一次英语口语课，训练大脑用英语讲话，持续一段时间后，英语口语能力会有一定提升。

人际沟通的训练方法也是如此。

用母语交际的能力和英语口语一样，如果不加以锻炼，我们承受社交焦虑的能力将会逐渐变弱。

未来我们的社会将逐步实现无人化和机械化，和人面对面交流的机会会越来越少，因此我们需要有意识地保持一定的锻炼时间。

当然，也不必大张旗鼓、兴师动众。你可以到便利店里和店员随便聊上几句，应该就会有放松的感觉了。这种训练是需要日复一日，慢慢积累的。

克服认生情绪，提高工作效率！

至此，我主要解释了认生的含义。

成年人的认生情绪并不是见不得人的丑事，不论何时开始治疗都能够被治愈。本书从第三章开始将详细介绍认知行为疗法的具体操作方法，仅供大家参考。

成年人克服认生情绪有许多好处。不仅能够提高工作效率，还能增加个人生活乐趣。

同时，认生情绪本身也是有益的，就如前文所述，这种情绪多产生于感官敏锐的人身上。

敏锐的感官是很多事情成功的关键，因此千万不要因为认生情绪而自卑。

把工作交给完全没有焦虑感和紧张感的人是不明智的，

他们还会交给你一个漏洞百出的结果。与他们不同，敏感的人多会认真多次地检查，成果总是令人安心。

不过，过度谨慎可能会影响工作进度，而对方也许只希望你"差不多做做就好"。这时就需要你从中找到平衡点，平衡工作效率和谨慎程度。

内向的人，更容易认生吗？

形容人的性格，我们多会用外向和内向这两个词语。认生的人，性格一般相对内向。也许世人对内向性格并没有过多的好感。可正因为他们的内向，才能完成许多伟大的工作。

有一位美国女性，名为苏珊·凯恩（Susan Cain），她试图改变全世界对内向性格的看法。

她在TED Talks（位于美国纽约的非营利机构TED运营的网络演讲节目）中进行了题为《内向性格的力量》的演讲。

美国的大环境更重视外向的人，内向的人存在感低且不善于竞争。凯恩则认为内向的人实际是在进行一场"quiet revolution（安静革命）"。

凯恩是一个很优秀的人，她为了让自己性格变得外向，特意努力成了一名律师。她小的时候，由于家人的性格都很内向，因此每个暑假都是在全家一起读书中愉快度过的。

在美国，暑假期间孩子都会参加夏令营。凯恩当时以为每个家庭都和自己的家庭一样，因此她拉着塞满书的行李箱去了夏令营。

可是夏令营的活动宗旨是"尽量变得外向些"，因此整个活动期间，凯恩都没有时间读书。

再后来，她一直接收着美国社会传递的"内向性格不好，人应该努力变得更加外向"信息，可内心深处一直觉得"内向性格并没有什么坏处"。

凯恩大学毕业后，从金融街的律师华丽转身成为一名作家。她花费了7年出版了自己的书Quiet（《安静：内向性格的竞争力》）。

她认为："在极力推崇外向性格的社会中，内向性格的人的确会有所吃亏；可是内向性格的人往往都拥有非凡的才能，他们的内向性格不应该被低估"。

凯恩的第一本书，成为美国的畅销书之一。

比起血液性格学说，
人格五因素模型更科学

内向性格和外向性格到底有什么差异呢？

我们经常听到血液性格学说。比如A型血的人认真、B型血的人爱恨分明、O型血的人大方、AB型血的人性格介于A型和B型中间。这种理论，相信你们一定在哪里听说过。

但是，经过心理学验证，我们发现，人的血型和性格没有任何关联。即便如此，血型性格学说依旧在人们的脑海中根深蒂固。

也许是人们为了协调人际关系的需要才将人的性格进行简单分类，那么，有没有更合理的分类方式呢？

在心理学的世界里，我们常用人格五因素模型来理解人的性格。人的性格中含有大五人格（BIG5）。具体如下：

① 神经质（容易感到焦虑，容易受伤）

② 外向性（外向、充满活力）

③ 开放性（有先见之明、思维活跃）

④ 宜人性（善解人意、心胸宽大）

⑤ 尽责性（认真、责任心强）

大五人格不同于血液性格学说，它不会简单地将某种血型直接对应上某种性格。每个人的性格都是由五种要素组合而成的。

认生的性格当中，大五人格的①神经质和②外向性两个要素起到重要作用。

当我们形容一个人神经质时，一般都含有贬义。提到敏感的人，我们就会联想到迟钝的人，外向性格的人对应内向性格的人。要素①神经质和要素②外向性一共能形成4组搭配，即A组敏感且外向、B组敏感且内向、C组迟钝且外向、

D组迟钝且内向。

C组迟钝且外向的人肯定不会认生,但是B组敏感且内向和D组迟钝且内向的性格可能就与认生有关。

认生会遗传吗？

美国的精神科医生、遗传学学者克洛宁格（Cloninger）教授提倡以TCI（Temperament and Character Inventory） 观察人的性格。

通俗来讲，该理论认为人的个性（Personality）由气质（Temperament）和性格（Character）相互作用形成。

这里所提出的气质，是先天形成的性质。

性格，是后天形成的，而非遗传而来的性质。

克洛宁格教授认为，一个人的气质难以改变，但是性格是可以发生变化的，而且能够不断成长。

认生一部分由遗传因素导致，另外一部分则由某个生活事件引发。

　　有些患者认为，"性格是难以改变的"。而我可以很确定地告诉大家："绝没有此事。认生可以通过认知行为疗法得到改善。请不要轻言放弃。"

抗焦虑训练的必要性

也许你会质疑，通过认知行为疗法真的可以克服焦虑，改善认生状况吗？请允许我先为你解释一下"抗焦虑能力"的问题。

在众人面前感到焦虑的情况一般在敏感的青春期时期表现最为明显。随着年龄增加，人们渐渐变得迟钝，变得更加沉着冷静。一种解释是人们逐渐适应了焦虑的感觉，另一种解释就是人们抗焦虑的能力随着岁月得到了锻炼。

可是，如果一个人在青春期遇到了巨大的打击，导致无法走出心理阴影，选择不上学或者闭门不出，那么他将会失去所有锻炼"抗焦虑能力"的机会。

特意避开其他产生焦虑情绪的事情，也同样会降低"抗焦虑能力"。

焦虑是令人讨厌的感觉，谁都会避之而不及。但是，越是逃避，焦虑情绪就越是严重。

由于我们的肌肉每天在进行对抗地球重力的训练，使我们能够直立行走。宇宙中是没有重力的，因此宇航员在宇宙空间站待上一年半载之后，往往会因为肌肉功能退化而无法正常行走。

其实，不用去宇宙空间站那么远的地方，我们身边就有例子。在病床上躺上半年的人们同样会丧失正常行走的能力。日常生活就是对我们全身肌肉的锻炼。

和对抗重力的训练一样，我们日常和他人交谈，就是在训练我们的抗焦虑能力。因此，如果大门不出二门不迈，我们的抗焦虑能力就会慢慢变弱。

从宇宙空间站回来的宇航员、在病床上躺了半年的病人，经过复健后都可以恢复行走的能力，认生也是如此，可以通过认知行为疗法进行康复训练，逐渐改善认生的情况。

　　退休的人，由于离开公司，不再和他人接触，抗焦虑的能力也会慢慢丧失。

　　如果原本是社交性较强的人，应该会为了和他人接触而外出。所谓社交性强的人，是指不和他人接触，心里就不会踏实的一类人。

　　但是，原本社交性不强的人，在家独自生活的过程中，会逐渐丧失抗焦虑能力，变得不愿与他人见面。从而使和他人交流之事变得更加困难，他们独来独往，这样的状况甚至会危害自己的健康。当然，任何事情都有一个平衡点。独处的时间也是十分重要的。换个说法来讲，如果没有一个人的时间，人的压力将无法得到释放。

　　你可以通过一点小事尝试进行维护人际关系的训练。每天出门20至30分钟，向路上遇见的人道一声"你好"，并把这件小事变成一种生活习惯。

　　是否认生其实并不能孤立地、界线分明地确定，而是应该将它看作是一个渐进发展的过程。精神医学领域，将这种现象称作"光谱"。"光谱"这个词来源于"彩色光谱"，原本的意思是指光的颜色从红色开始，形成由红、橙、黄、绿、蓝、靛、紫顺次连续分布。认生也可以分为几个阶段，由完全不认生开始、经过轻微认生、有些认生、比较认生、到社交恐惧症这一病态阶段。

认生和血压、血糖、胆固醇数值一样，不能通过检查精确地判断。血压有高有低，每个人的血压都不同，高可达到180，低可至90；血糖同样如此，有数值是60的人，也有数值是190的人。

认生也一样，有的人症状轻微，有的人症状严重，每个人以自己感到舒服为标准，进行训练即可。

第二章

导致认生的十大恶习

　　为了防止认生情况产生，我们首先要搞清楚它的生成机制。本章当中，我将借用认知行为疗法的具体方法为大家分析认生的生成原因。

伯恩斯10种认知扭曲

　　下面的十种思考方式，极容易引起认生。这些思考方式，在心理学领域被称作"认知扭曲"。也许你听起来有点陌生，但是它在专业认知行为疗法中经常被使用。

　　简单来说，认知就是思维方式。

　　当人类遭遇焦虑、感受到恐惧的时候，不一定会进行理性的思考。

　　人们经常在一瞬间感受到焦虑和恐惧情绪。而像焦虑和恐惧这类极其强烈的情绪，通常会与思维方式直接发生关联。

　　在认知行为疗法中，我们将人们无意识地、不需要做出努力的思维称作"自动思维"。当"自动思维"存在认知扭曲时，人的焦虑情绪会无缘无故地增加。

精神科医生艾伦.T.贝克（Aaron.T.Beck）为认知行为疗法的实践打下了基础。戴维·伯恩斯（David.D.Burns）为了让大众了解认知扭曲，在其著作中将认知扭曲具体划分为十种。

在理解认知扭曲之前，首先我们要搞清楚什么是"认知"。这一点也许稍有难度，但是极为重要。请一定继续读下去。所谓认知，广义来讲包括通过视觉、听觉等五感获得的"感觉、知觉"，认知行为疗法中所说的"认知"具体表示"人们对事物的思维方式"。

认知扭曲是一种"思维方式的恶习"，可能引发抑郁或焦虑情绪。

情感来源于认知，消极的认知会使我们产生消极的情感。

让我们看看下面的例子。当我们走在一望无际的沙漠中，身上的矿泉水瓶中有一半水，你会怎么想？如果你的想法是消极的"只剩下半瓶了"，那么很可能伴随而来的就是焦虑、悲伤、愤怒等消极情绪。

如果你的想法是积极的，即"水还有半瓶呢"，那么愉悦、充满希望等积极情绪将会随之产生。

从实际情况来看，人们需要在希望和绝望之间找到平衡点，才能顺利地度过危险。过分偏向绝望，会让人在沙漠中丧失斗志，停滞不前，甚至因此葬身沙海。

认知扭曲所产生的消极力量是强大的。

严重的认知扭曲会使人变得抑郁，认为任何事物都毫无价值，使人对生活丧失兴趣。当一个人的世界充满痛苦时，他自然是无法乐享生活的。

为了防止心理疾病，我们需要及时修正极端的认知扭曲。可困难的是，有认知扭曲的当事人，往往并没有意识到自己的问题。

认知扭曲是当事人思维方式的一种恶习。为了改正这种恶习，首先需要当事人认识到自己的认知扭曲，然后再针对无意识中形成的错误思维方式进行修正。

如果能够修正对事物的偏见，消除错误的思维定式和尝试，认知的情况就会得到改善，人的交际沟通能力也会大大提升。

下面，我将会为大家介绍伯恩斯的十种认知扭曲。每一种认知扭曲不独立存在，它们互相交融重叠，因此，你不需要过于关注我的解释是否严密。

重点在于理解认知扭曲来自何处，了解自己容易犯错的种类。

1. 非此即彼思维

举个例子，有个人在满分100分的考试中取得了95分的成绩。按照一般的思维方式，95分的成绩非常不错。但是对于为了取得100分拼命学习的人来说，100分之外的分数毫无价值，令人失落。

这种非黑即白的思维模式是一种思维恶习。当这种思维被强化时，人们将认为目标以外的任何事物都没有价值。

但是，我们应该知道，黑色和白色中间，还存在着无数种明暗变化的灰色。陷入"非此即彼思维"时，人们会觉得所有的事物都是非黑即白，世界只存在两种结果。

让我们再看一开始举的例子，100分满分的考试有0分到100分共101种成绩。"除了100分之外，其余的分数毫无意义"的思想，会让考了100分之外的人极度失落。

"完全是某种情况"的状况在实际生活中很少出现。人们总是为了实现自己设定的目标，不重视小的成功，由此丧失了信心。

中国古代的儒家思想教我们要学会"中庸"。所谓"中庸"，即不偏不倚、无过无不及的伦理道德准则。

日本受儒家思想影响，一直尊崇中庸之道。我们不应该非黑即白，而应该更加灵活地看待世间万物。

只是，平日思维方式较为灵活的人，在长期的压力之下，也会变得"非黑即白"起来。

同时，非此即彼的思想会让人产生更多的压力，心情愈发阴郁，形成恶性循坏。

认生的你，是不是有过"不能在人际交际场合出差错""当众演讲一定要完美无瑕"的想法？让我们一起重新反思自己的思维模式吧。

2. 以偏概全

"以偏概全"的思维方式是指把某些特殊场合发生的事件视为一般化的事件。

A事件发生后，偶然发生了B事件的情况下，将A事件视为B事件的原因。这就是"以偏概全"思维的典型例子。

这种思维模式会把一个孤立的事看作一个永恒持续的模式。每个事物都有不同的侧面，从不同的视角可以看到不同的内容，从偶然的少数经验出发乱下定论，会使你无法看到事物的其他侧面。

"以偏概全"思维下的人，在某件事中获得了消极的结果后，会认为"自己一直如此糟糕、从来没什么好事"。

打个比方来说，某个年轻男性向喜欢的女性提出约会的请求时被拒绝了，他会认为"总是如此，自己不可能和女性正常交往了"。

虽然他只被1位女性拒绝了1次，但是他却产生了被所有女性拒绝的错觉。

陷入这种思维方式，一次不尽人意的事情会让你觉得前途一片黑暗，焦虑和抑郁情绪相伴而来。

但是，仅凭一次经历不可能否定人的一生。这一次失败，下一次同样有可能获得成功。要像电视剧《101次求婚》（富士电视台）所讲的一样，多做尝试才好。

3. 心灵过滤

过滤，即有些东西会被筛选掉，有些东西会留下来。

"心灵过滤"的思维方式指人们过度关注事物的消极方面，导致再也无法在看到该事物的积极方面的思维模式。

任何事物都存在正负两面。给你的心灵加上过滤器之后，会让所有正面的要素被过滤掉，只留下负面的要素。

就像一滴墨水染黑一杯清水一般，一件消极的事情会让事物整体变得黑暗起来，再也没有光明可言。因此，"心灵过滤"又被称作"心灵太阳镜、心灵有色眼镜"。

下面这种情况就是心灵过滤的思维模式。比如你在工作中提交的策划案，大多数人都给予了好评，可是你却久久不能忘怀某个人的批评意见，感觉整个策划案都被否定，因此烦躁不安。认生的人，往往听不到赞扬，只能听到批评。你需要更加关注赞扬的声音。

这样的心灵过滤，会使任何事情都变得一片黑暗，人的心情自然容易低落。

4. 贬损思维

　　"贬损思维"，顾名思义，指原本不值一提的事情，或原本积极的事情，被消极处理的思维模式。

　　这种思维模式下，当人们为他人做事被感激时，反而会认为自己"什么也没做，是不是给对方添了麻烦"。即便被表扬，也只看到消极的细节，造成人际关系紧张。

　　前文所述的"心灵过滤"模式是无视事物积极的一面，而现在所说的"贬损思维"，则是将积极的事物消极化处理。

　　贬损思维之下，人会贬损积极的细节，使之在思维中变成消极的事物。

比如，某个认生的人被上司或老师等上级评价为"敏锐的人"。

"敏锐"这个词，对普通人来说是一个着眼点好的表扬性褒义词，应该感到开心，产生"自己被表扬了，真高兴"等积极情绪，一整天的心情都能够变得美好。

但是，"贬损思维"发生作用时，人们会认为上司说的"敏锐"一词不是在表扬自己，而是在抱怨自己的言论伤害了上司的自尊，从而开始胡思乱想。最终，他们会以奇怪的理由将积极的表扬降级为消极的批评。

这样一来，不仅未来一整天的心情会变得灰暗，而且下次见到"赞扬"你的上司时，你也会变得不知所措，不知如何面对才好。

举个极端的例子。就像一场网球比赛中，你回打了一个擦边球，裁判和对手都认为球压在了边界线上，是有效的，而你自己却认为球出界了。整场比赛中，你一直做出对自己不利的判断，最后导致明明能够取胜的比赛输得一塌糊涂。你从此对自己失望，甚至对网球失去了兴趣。

当认生的人无法判断他人话语的性质时，很容易陷入"贬损思维"。

如果左右不定，我希望你能掌握"褒奖思维"，想想"被表扬太好了"。只要多向"褒奖思维"靠拢，认生的状况就能得到良好的改善。

5. 妄下结论

跳跃式结论中，又分为两类。

一种是测心术。

测心术即读取他人的内心，是超能力的一种，在现实生活中基本不可能存在。不过我们常说的"看氛围、看心情"，也许让你产生了一种可以读心的错觉，甚至读出消极的细节，随之出现问题。

通过他人的部分言论或部分行为，你武断地认为别人对你做出消极的反映，你甚至不愿花工夫去检验一下自己的结论是否正确。

读心读过头，就会发生下面的状况。

你向公司的上司汇报工作时，发现上司有些心不在焉、或者有点冷淡。你消极地认为"上司厌烦自己"，因而失去了工作的动力。

可是，你并没有确认过，上司是否真的讨厌自己。也许他并不是厌烦，可能只是在考虑其他更加紧急的工作，也有可能家庭的事情让他分神。甚至你可以更积极地认为，正因为上司信任你的工作能力，所以没有给出过多的建议。

读心之时，需要把握积极解读和消极解读的平衡。

另一种是先知错误。

先知错误是一种没有任何事实依据却坚信结果消极的思维模式。

任何人都无法决定未来。你天天背负着"自己永远不擅长和人交往"的压力，绝不是什么好事。

这个世界上不存在如神明一般预测世间诸事的人。而固执地认为"自己一定会孤独终老"的人也一定不会为改变未来而努力。

未来是无法被操控的。但是，只要你心存希望，努力成为想要成为的人，你的未来也会充满价值。

　　重点在于，不要直接决定未来的事情。分成几个阶段，一个月短期目标、半年中期目标和一年长期目标，让自己一点点成长。

　　在众人面前讲话，也可以从1位听众开始练习，到5位听众，再到10位听众，你的讲话能力一定会逐渐得到提升。

6. 夸大与缩小

过分地放大自己的缺点或过失，过分地缩小自己的优点或成功，这种思维模式又被称作"双目镜把戏"。

这种思维模式下，你会全盘否定自己的优点，让自己显得毫无价值可言。

你还会过分放大别人的优点和成功，与别人的价值对比，否定自己的价值。

如果如此思考，即使工作基本顺利，你也会在碰到一点小失误时认为"完蛋了，全部白做了"。其实，在失误出现之前一切都是没有问题的，不能因为有一些小的过失，就否定全部过程。你只要做好弥补工作就可以了。

该思维模式是指将失败过度放大的思维模式。如果因为一次失败，就否定之前所有的努力，那么这就是最先介绍的"非此即彼思维"了。

7. 情绪推理

　　下面一种认知扭曲，名为"情绪推理"。

　　这是一种根据自身情绪推测事物结果的思维模式。

　　感情有很多种，喜怒哀乐是感情，快感、不快是感情，焦虑、恐惧同样是感情。

　　恐惧会让人远离产生恐惧的危险事物，在弱肉强食的世界十分受用。

　　举例来说，如果一个人看到如狼一般的大型犬，感到十分恐惧，且心想"这么吓人的狗，一定非常凶猛，肯定充满危险性"，这便是典型的情绪推理。

　　只要这个人不以自己的情绪断定事物的性质，抱着"也许我们可以更亲近一些"的想法，那么即使大型犬再吓人，他和它完全有可能成为朋友。

　　不要害怕些许的恐惧感，面对任何事情都要保持冷静，仔细分析，这是现代人必需的生存法则。

8. 应该思维

"应该思维"就是指用"应该""不应该"来进行思考。

应该思维，只重视常识，而忽略自己的实际想法。

同时，这种思维不仅针对自己，还可以向别人提出要求。比如描述父亲"爸爸那个时候不该生气"。用应该思维陈述或者要求他人时，你会产生消极的认知和消极的情绪，认为"父亲讨厌我，父亲是个令人讨厌的人"，因此把自己和父亲的关系搞得一团糟。

如果你总是用"应该""不应该"来进行思考和要求自己或别人，一定会出现问题。

当无法满足标准时，你会认为自己或他人没有价值，从而陷入自我厌恶的阴暗情绪之中。

对自己，不要再坚持"我应该……"，请你尝试一下"我想……"的思维吧。对他人，请你不要再说"你应该……"，尝试换个说法，加上自己的情绪："如果你能……，我会感到很高兴"。

9. 贴标签

"贴标签"即死板地给自己或他人贴上标签。

对方的印象已经在你的脑海中固定下来，你只能看到他的一个方面。如果从其他侧面进行观察，你一定可以发现其他的价值，但是你却只能感受到一个价值点，因而缩小了对方价值的可能性。

下面的例子就很典型。在失误的时候，你会认为自己就是"当众紧张，无可救药的人"，并为自己贴上消极的标签。你会因为标签产生焦虑情绪，而且还被这种情绪牵着鼻子走，无法冷静地对事物进行判断。

10. 罪责归己

最后一种认知扭曲是"罪责归己"。

罪责归己是不管事件是否与自己有关，都将自己作为消极事件的原因，责备自己的一种情绪。如果长期存在这种思想，人总是活在自我责备之中，将无法笑看人生。

比如，妻子在丈夫沉迷赌博时，认为自己有责任，责备自己，这就是典型的案例。

将别人的失败视为自己的责任，只会让你的人生变得痛苦。别人就是别人，你没有必要为他们负责。比起责备自己，你应该更多地思考如何做才能解决问题。

如果总是沉迷于罪责归己的思考模式中，你会经常抱有负罪感，并且会降低对自己的评价。

逃离认知扭曲的方法

　　至此，我已经向大家介绍了10种认知扭曲，你是否理解了？"认知扭曲"一词听起来拗口，其实是每个人都有可能发生的心理状态。

　　你一定也觉得自己有一些同样的经历。现在，我将以实际的案例为材料，为你讲解在认知扭曲中每个人都有可能碰到的情况。

　　第十种"罪责归己"应该是大家经常碰到的情况。

　　别人的样子让你觉得"诶？我也有责任？"，让我们看看实际的案例和具体解决方案吧。

　　和许多社交恐惧症患者聊天时，都会聊到手表的话题。

如果在聊天时，对方看了手表。他们就会认为"对方已经不想和自己聊下去了"。这就是典型的"罪责归己"。

对方看手表也许只是因为他个人有看手表的习惯，又或许只是他的时间安排很满而已。但是，当人们处在认知扭曲的思维之中时，就会毫无理由地认为"因为自己说话的内容很无聊，所以对方才会看手表"。

摆脱这种思维模式的方法，就是用"和自己没关系"的观念来覆盖自己已有的错误认知。

如果你也是"看到对方看手表，则认为自己说的话很无聊"的人，那么说明你的思维已经固定成为一个恶性的模式。如果你已经认识到这是一种认知扭曲，则需要反复练习，不断在对方看手表时告诉自己："那和我没关系。"

"体臭恐惧症"是与社交恐惧症相似的一种心理疾病。这种疾病多发于年轻人之中，患者总认为自己的体味或口臭会引发对方的反感，陷入妄想而不能自拔。

偶尔遇到某个在意气味的人，便觉得"自己也许同样有臭味"，陷入了恐惧体臭的思想之中。

举个极端点的例子。如果体臭恐惧症的人乘坐电车，遇到身旁的人佩戴口罩，他就会断定"因为自己有味道，身边的乘客才会戴口罩"。

其实戴口罩有很多理由，冬季为了预防流感，春季为了隔绝花粉。而且，对方怎么可能为了你每次都预先带好口罩来坐车呢。

随着罪责归己越来越严重，你可能会出现别人只要一戴口罩，你就立刻觉得"自己有味道"的错觉，这种现象需要关注。

还有人会关注一些细小的动作，比如清嗓子。

别人一清嗓子，他就会认为自己做错了事情。其实清嗓子一般是由于嗓子不舒服，根本不必在意。

如果你有想过"别人一清嗓子就说明我的话很无聊"的瞬间，请一定注意用"和我没关系"来刷新自己的认知。

另外，在你真正陷入这种认知扭曲之前，可以求助于他人。大部分人一定会告诉你："根本没有那回事儿。"通过确定其他人的想法，让自己安心。

"民意调查"帮助恢复自信

认知行为疗法中，有一种方法是通过沟通，确认他人的想法。

"民意调查"说起来有点兴师动众，其实只需要你问问身边的人。

就像原来关口宏主持的《quiz百人大挑战》（TBS电视台）节目一样，只要进行一个类似的问卷调查即可。

如果你觉得"自己有臭味"，倒不至于问100个人，询问5个、10个人就可以。

如果大家告诉你"没有呀，你并不臭"，就可以放心了。5个人也好，10个人也罢，你无法全盘否定他们。这样一来，你就会发现，自己的想法只是胡乱的猜测。

人多一点，就可以让结果更令人信服。如果只问1个人，恰巧那个人回答"也许有点臭"的话，你会觉得他说的就是全部，这反而会产生不良影响。因此，最好能够提问5~10人。

也许5个人中有1个人会因为夏天的缘故回答"有点汗臭味"，这时你去喷上一点止汗剂，然后再回来问他同一个问题，他一定会告诉你"不臭了呢"。

5个人当中如果有4个人，即80%的人告诉你"没有臭味"，你就可以放心了。专业棒球运动员安打对全部击球数的比率达到30%就可以被称作一流，如果有80%的人告诉你"没有味道"，那便肯定没什么大问题。千万别陷入非此即彼的思维模式。

只是，当面问他人"我臭不臭"这等问题也是难为人。即使是普通人都会有些犹豫，不知如何开口。认生的人就更是如此。

但是，如果你真的被体臭恐惧症所烦扰，一个人胡思乱想就会使症状恶化。你需要将它作为自己必需的治疗，即便有些难为情，也要尝试一下。

认生的人：如何克服社交焦虑

　　5个调查对象的选择从身边令你安心的亲近的人开始，比如你的双亲或者亲密的朋友。他们一定会给你最中肯的意见。如果不方便当面询问，发个短信也是个好主意。

　　近期，有一个治疗案例。某个患者，为了收集5个人的意见，请自己的好朋友向其他朋友代为提出"某人有臭味吗？"的问题，最终完成收集。作为治疗手段，这也是没问题的。

　　认生的人可以尝试向5个人提出"我的话很无聊吗"的问题，我相信80%的人会告诉你"完全不会"。

　　我刚才说明的是罪责归己思维的治疗方法，其他的认知扭曲模式同样可以治疗。

　　记住十种认知扭曲的类型，可以在你感到焦虑时，帮助及时发现自己的错误认知并远离它。

　　只要有一点焦虑情绪，你可以马上作出判断，发现问题。

　　如果无足轻重的人的小动作让你陷入了悲观思想，你可以立即识破这个陷阱。"这是认知扭曲中的罪责归己！"，

"我不用在意",并安然度过。

伯恩斯的十种认知扭曲,不仅在日本,在世界范围中都被大家所接受。

当中有一些类别有重叠的部分。不过,摆脱认生最重要的是,掌握自己容易产生哪一种认知扭曲。

第三章开始,我将为你介绍具体的摆脱认生的方法。

第三章

摆脱认生的 10 种方法

本章，我将为你介绍摆脱认生的具体方法。

一下子全部掌握确实有难度，你可以一点一滴地多做尝试。每一种方法都不难做到，让我们一起在日常生活中运用起来。

如果你感觉焦虑情绪少了，认生程度减轻了，那么这些方法就对你生效了。

1. 发现焦虑，控制焦虑

首先，你需要发现并捕捉自己的焦虑情绪，将它用数值表示出来。解决问题的关键是发现问题所在，这是在所有的能力当中最基本的能力。

对任何人来说，把握自己的焦虑程度起初都有一定的困难。但是，你不用着急。通过一定的训练，你会准确、快速地把握自己的焦虑指数。

注意"焦虑仪表"

控制焦虑情绪的第一步，是掌握自己何时会感到焦虑。

将自己感受的焦虑用数值来表示，可以大致了解焦虑的强弱。你的焦虑指数可以用0～100的数字来表示。100表示最强焦虑，0表示完全平和。

最开始的训练内容是给自己的焦虑打分。"啊，我刚才好像焦虑了"，焦虑值大概是10分、20分、30分、50分……70分、到80分了。

打分并没有严格的标准，可以按照个人的标准来进行。根据个人的过去经历来进行分值的判断，如果觉得大致是人生最焦虑时刻100分的一半，那便算作50分。

想象一下温度计的样子，温度会时而升高，时而降低。你只需要以自己的标准在仪表上刻上分数，让自己读懂仪表即可。

你可以自行设定，比如，当焦虑分值达到80分时意味着已经进入危险区，此时容易产生认知扭曲，注意不要做跳跃式结论或做情绪化推理。

相反，当焦虑分值降低时，请你努力尝试用积极的思维进行思考。

当遇到某种焦虑指数较低的情况时，尽量尝试与人交流沟通，以民意调查恢复自信的方式，修正自己的认知扭曲。

但焦虑分值上升时，尝试通过深呼吸和休息来降低焦虑程度。

当然，不单纯是深呼吸，辅以各种令人放松的手段，则效果更佳。

有人喜欢音乐，便可以听听音乐；有人喜欢通过焚香、喝咖啡等活动放松心情；还有人通过咀嚼巧克力提神。不过，巧克力和咖啡享用过多对健康无益，需要把握好度。

"享受"想不通的15分钟

你近期将有一场重要的会议，需要当众发言，且不容失败（你自己如此认为）。你十分担忧，焦虑值久久高居不下。

这时，你干脆横下心为自己制造一段"想不通的时间"，时长最好是15分钟左右。

你需要将精力集中在担忧之事上。

通过在头脑中仔细预演演讲的情况，你能够预想到最好和最坏两种情况。

最坏的情况是你面对众人哑口无言，最好的情况是你的演讲掷地有声。最好和最坏各占用5分钟时间。

可是，实际生活中，事情更多是处于最好和最坏之间。剩下的5分钟你就可以把最好和最坏的情况都预演一遍。之后也不必再多想，因为无论你再如何想，也都是多余的了。

有人认为只有在脑中进行多次、长时间的预演才更有效，事实上，很多人就是在不断重复的预演中加重了焦虑的程度。

焦虑程度升高时，人更容易产生认知扭曲，影响工作。

假如你已经在一天中使用15分钟预演了担忧之事，设想了最好和最坏的情况，那么之后就不要再考虑这件事了，直接开始工作吧。

对了，在15分钟内还有一件事情十分重要，即用笔记录自己的想法。

人的大脑在思考时，容易七拐八拐，在同一个问题上绕圈子。这时，便需要你将自己想到的内容逐条记录，以使自己思路清晰，防止兜圈子。请你将最好和最坏的情况都记录下来。

操作的时间点也十分重要。一定不要在睡觉前进行15分钟的思考，即使你需要思考。有些人正是由于在睡觉前胡思乱想，导致自己过度兴奋、无法入睡，甚至失眠。

如果你无法控制自己，一天用1小时甚至2小时进行思考的话，建议你将浪费的时间换算成时薪，也许思考的时间就会变短了。

假设你用3小时来思考，以时薪1000日元计算，那么你便损失了3000日元。真是太浪费了。你自然而然地会想要早点结束这种浪费金钱的思考时间。

烦恼久了，浪费时间；思维消极了，无益健康。

如果你能够在规定的15分钟内尽情地"想不通"，那么剩余的时间就请将你的精力放到其他更有益的事情上吧。如此一来，相信你的人生也会变得更有价值。

2. 转移注意力

　　认生的人总会关注他人如何看待自己，这种想法直接与焦虑情绪有关系。比如，自己的脸是否变红了、手是否在颤抖、声音是否不自然、表情是否僵硬、动作是否混乱。他们关注这些细节，将自己的注意力全部放在这些具体的小事上。

　　事实上，将注意力全部放在自己身上反而使他们变得焦虑。人一焦虑，作为正常的生理反应，脸会越来越红，声音也会随之颤动起来，这就形成了恶性循环。

　　这时，转移注意力到其他事情上可以帮助当事人放松。

　　我经常让患者做一个练习，我让他们看诊疗室的日历。

不光是看，我还请他们像广播员一样描述日历上的图片。

现在挂的是4月的日历。患者们不断地进行着表述："熊妈妈和熊宝宝一起赏花""旁边还有捧着饭团的狐狸和小猪""小鼹鼠也探出头来了"，在这个过程中，他们的注意力自然而然地会转到日历的图片上。

当成功将注意力转移到物体上后，下一步就是练习将注意力转移到人的身上。

和患者面对面交谈时，我会问他："我今天的样子如何？"

患者会看着我的服装回答："你穿着黑色大衣，里面穿着粉色衬衫，戴着眼镜，头发黑而短……"

当患者完成对我的观察后，我会让他再次关注他自己。

然后请他再次对我加以关注，描述我的穿着打扮。直至达到诊察结束回到家后他都能记得并描述出我穿了什么衣服的程度。

这就是转移注意力的练习，通过练习，我希望帮助患者做到自由切换自己和他人之间的注意力。

转移注意力练习中需要注意的是，一定要像警察或侦探一般，集中精力记住对方的外表特征。

当一个人焦虑时，他的注意力会关注别人如何看待自己。

但是，当需要记住对方外貌时，人的意识会发生转变，关注自己的精力会随之减少。这样一来，焦虑会自然而然地减少。

转移注意力练习最好的训练场所就是地铁。你可以走进一个车厢，尽力记住乘客的外貌，即使不能记住所有人的外貌也无所谓。比较认生的人，由于害怕，无法和不相识的人进行目光接触。

可是，你可以在地铁上试试看，实际上大多数人都在埋头专注于自己的手机，根本没有关注周围的情况。这时即便你多看上他几眼，恐怕也没有人会和你对上眼的。有的人会读书，有的人会看吊环上的广告，基本没有人会正视前方。

如果观察真人实在令你紧张难耐，那便从看电视开始练习吧。

不论你怎么盯着电视里的人看，他们都不会生气。你可以有意识地进行记忆外貌特征的练习，比如"这个艺人长得如何""有一颗痣""笑起来有酒窝""发型怎样"等。掌握技巧后，再到地铁上练习。

同时，我希望你能形成仔细观察的习惯，细微到可以给刚见面的人画画像的程度。

不过，重要的不是画像画得如何，而是将注意力集中在对方身上。最终，你便能做到即使关注到自己，也能冷静地将注意力转移到他人身上，降低自身的焦虑指数。

倾听外部的声音

前文我主要叙述了视觉注意力需要转移的事实，其实听觉注意力也是如此。

在听觉层面，不要过多关注"自己的声音是否不自然"，而应关注"对方的声音听起来如何"。

刚开始，你可以将注意力集中在窗外的声音、房间中电脑散热扇的声音、空调的声音、门外的脚步声等之上，然后再关注自己的声音。

每个人都会关注自己，谁都有自我意识过剩的时候。因此，关注自己并不是完全不可以。

不仅仅是社交恐惧症的患者，每个人都会关注自己当众讲话的形象。

如果一个人完全不关注自己的形象，一定会十分邋遢，因此人需要一定程度的自我关注。

问题在于，不能过于偏向注意自我，要在关注他人和自己之间找到平衡。

3. 更换记忆

在认知行为疗法之前，活跃在19世纪末20世纪初的奥地利精神病医师西格蒙德·弗洛伊德开创了精神分析疗法。

两者大致可以分为过去、现在和未来的三个时段。认知行为疗法掌握现在和未来，精神分析疗法在过去占据主导。不过，近期，认知行为疗法也逐步开始涉及过去的记忆。

心理创伤是一种心理层面的伤害，在精神病学上，是指一种由于生死等强烈的事件造成的心灵伤害。强烈的事件既可以是地震、火灾等天灾，也可以是事故、事件等人害。人在灾害时留下的记忆不断在现实中闪现出来，仿佛真的发生在身边一样，使人感到痛苦难耐，这种症状被称为创伤后应激障碍（PTSD）。

我的患者当中确实存在由于人际关系形成心理创伤的人。

如何治疗这些人呢？那就是教会他们区分过去和现在，改写自己的记忆。

大多数人被过去的记忆所束缚，其实过去的记忆并不是绝对的。

根据记忆研究的成果，人类的记忆具有随意性。甚至有研究发现，记忆可以仅记住对自己有利的内容。心理学家伊丽莎白·洛塔斯（Elizabeth Loftus）专门研究"虚构记忆的植入"的问题。

洛塔斯有一个著名的实验。实验结果表明每2个人中就有1个人的记忆会在谈话时被"调包"。举例来讲，即使他没有过童年被狗咬的经历，他也认为自己儿时被狗咬过。

人的记忆如此具有可塑性、随意性，你可以将某个让你痛苦万分的记忆进行改写，将消极的内容改写成积极的内容。

利用"峰终定律"操控记忆

关于记忆的改写，我还有一点要说。

心理学家丹尼尔·卡内曼（Daniel Kahneman）于2002年开创了行为经济学这一学科，获得了诺贝尔经济学奖。他的研究中主张一种定律，名为"峰终定律"。

所谓峰终定律，即对一项事物的糟糕体验，仅由高峰与结束时的痛苦程度决定。

肠镜检查一般需要10分钟。根据峰终定律，病人检查结束后所记忆的痛苦程度仅以痛苦的峰值和最后的痛苦值的平均值来决定，并不是10分钟所承受的所有痛苦的总和。

因此，只要最后尽量轻柔地抽取镜子，让病人的痛苦感减到最低，那么即使检查途中有一些疼痛，病人也基本会获得"不太痛"的感受。

相反，如果最后的动作比较粗暴，给患者造成疼痛感，那么即使检查途中不太痛，患者也会认为肠镜检查是痛苦的，继而不愿再次接受检查。

当人际关系出现问题的时候，同理，人们也只会记得高峰和结束时的感受。

比如，某节课上课时，你在众多同学之前做汇报，结果一塌糊涂。当同学们的嘲笑令你极其羞愧，而你的演讲在此时戛然而止时，你的心理创伤程度最深，从此便不愿再次当众说话。

可是，仔细回想一下，演讲结束后，老师和你说"其实，并没有那么糟糕"；好朋友鼓励你"我觉得你讲很好"；回到家讲给父母听，他们会维护你"有什么可笑的，真奇怪"。记忆中，周围的人们都给了你正面评价。

当然，也许演讲的效果并不理想。可是，不要将你的记忆就此而止，你可以延长自己的记忆，强调他人对你的鼓励，将结局改写为积极的。

英语中有一个单词"re-scripting"，意思为"重新改写"。

和剧本一样，记忆同样可以被更改。

如果没有留下可能更改的好回忆，那么就自己添加一个新的回忆吧。

打个比方，儿时的你在朗读课文时突然卡住了，教室里忽然鸦雀无声，周边的人嗤嗤地发笑，仿佛在给你喝倒彩，让你"快坐下"。你的记忆到此为止了。那么，现在的你，就需要穿越回到当时的场景中帮自己一把。

帮儿时的自己反驳一句"都别笑了"，向老师提出"制止大家嘲笑自己"的要求。

就按照这种模式，将当时自己想要得到的帮助，编入到回忆的剧本中。

记忆不是绝对不变的。当你强制把美好的回忆加入到其中时，你会忽然豁然开朗。

既不给他人添麻烦，还能助力自己的人生，这种办法显然是可行的。

4. 发现小确幸

发现小确幸，即摘下心灵的滤网，发现积极的事物。

认生的人会关注事物的消极面，不过只要通过练习，就能够慢慢开始关注事物的积极方面。与此同时，认知偏向能够得到纠正，认生也可以得到缓解。

积极心理学的创始人，美国心理学家马丁·塞里格曼（Martin E.P. Seligman）教授提出"三件好事（Three Good Things）"的练习，即在睡前记录三件好事，可以帮助人们提升幸福感。

我们将这三件好事更进一步细化，请人们挖掘身边的小事。这三件事分别为：①完成的事；②开心的事；③感恩的事。

　　我将这个发现三件小事的练习称作"积极的练习"，简称"积极练"。这种练习作为认知行为疗法只需要5分钟即可完成，而且可以为人们构筑更加健康的心理环境。

　　积极练其实很简单，就像攒积分一样，在纸上至少写出一个当天遇到的好事情，如果有可能，可以列举三个。在一天即将结束之时，向自己提问："我今天碰到什么好事情了吗？"相信一定不会一个都没有。事情多小都可以，关键在于要仔细挖掘。

　　由我们千叶大学设计，针对小学高年级课堂的焦虑认知行为疗法课程"勇者的旅途"中，配合了与"积极练"类似的练习。这种练习叫作MP法，即让孩子每天记录两件细小的好事，"完成的事情（Mastery）"和"开心的事情（Pleasure）"，并取两件事的首字母M和P，变化其拼写，称其为"Miracle Point（奇迹积分）"。

　　通过每天进行"积极练"，人们会更加积极地看待事物，从"今天见到某人，听他说了些令人厌烦的事情"变化为"今天他和我打招呼了"。

又如今天见到了知心朋友，光顾了服务周到的美容院或便利店，还和店员笑着打了招呼，又或是店员十分亲切。这些都会变成奇迹积分，一点一点地被积累下来，最终转化成为你和陌生人开口说话的勇气。

5. 多表扬自己

积极练的基本观念是找寻小确幸。接下来重要的是，学会表扬自己。

如果你不会表扬自己，那么就从现在开始练习吧。

只是，对自己苛刻的人会害怕这个练习，他们认为表扬自己、善待自己只会让自己不断堕落，容易变成无可救药的人。其实，这是"要么一切要么全无思想"和"过于概括"的认知错误，认生的你根本不用担心。

表扬自己的练习，从细小的事情开始。比如，刷牙之后可以表扬自己，散步之后也可以表扬自己。不要因为事情理所当然就不加以表扬。

认生的人往往设定较高的做人标准，很难也很少表扬自己。但是，不给予当下的自己以鼓励，焦虑的情绪便难以平复。

"操作条件反射"理论与自我表扬有关。"操作条件反射"是行为治疗的理论基础，即通过强化动物或人类对报酬（或惩罚）的反应，对其进行行为塑造，或增加某种行为，或减少某种行为。

简单来说，就是糖果和鞭子的例子。就像训练狮子跳跃火圈，驯兽员在狮子成功跳跃火圈后会给予糖果的奖励，在狮子不跳时用鞭子抽打一下做为的惩罚。

我们就是要将这种方法用到自己身上。

如果想要自己增加好的行为，就要给自己一点奖励。社交恐惧症的人擅长惩罚自己，因此惩罚这方面就不要加强了。

不论是多小的事情，只要是件好事，就一定要表扬自己。儿童的教育也是如此，他们在赞扬中能够更好地被管教。

如果你形成了一种新的习惯，自己不加以肯定和表扬，未来就很难提起干劲继续保持。

另外，还有一个小技巧可以帮助你提升自我肯定感。那就是，把自己最美、最帅的照片带在身边或放在旁边。

有许多人都认为自己不上相。其实不然。仔细找找，一定会有几张令人满意的相片。又或者，你可以请技术好的摄影师为你拍上几张。

经常携带自己的靓照，可以增加自我肯定感。对于社交恐惧症的患者而言，更有减轻"丑陋恐惧症"症状的作用。

所谓"丑陋恐惧症"，简单来讲，就是一种认为自己的外表不够靓丽、甚至丑陋的恐惧症。一直固执地认为自己很丑陋，即使别人认为你长得很正常。这类人在照镜子时，会不断地寻找自己的外貌缺陷，直至成为一种心病。

丑陋恐惧症的患者中，有一部分人甚至会患上整形依赖症。我希望这样的你正视镜子中的自己，不要再想着"先做双眼皮、再整鼻子"了。

　　最近有很多手机软件可以将人们的眼睛放大、皮肤变白，你可以尝试使用这类软件，让自己看起来更可爱、更美一些。看看自己的美照，让心情变得更美好一些，应该就可以多夸奖夸奖自己了。

6. 寻找其他的思维模式

　　一个人的想法可以改变一个人。因此，站在自己之外的角度思考问题是极为重要的。

　　即使不了解别人的想法，也尽量尝试站在某个人的立场思考问题，把它当作一种练习。

　　社交恐惧症的人往往由于过去的某个事件所带来的心理创伤，只能从一个角度思考问题。对这类人来说，站在他人立场思考问题是十分重要的。你可以试试看从别人的角度思考问题，你的世界观也会随之发生变化。

　　前文介绍了采访5个人想法的民意调查的方法，如果在过程中发现"这个人的想法很好"，请你一定继续挖掘"他是怎么想的"，并把这个挖掘的过程变为一种习惯。

还有一种非常简便的方法，可以帮助你快速改变思维，那就是修改语句。

如果你认为"这个人讨厌我"，那就改一改，改为"这个人不讨厌我"。这种方法极其简便，且放之四海皆准。

"我不行了"的想法，变一变就是"我可以"，这样一来，你就会立刻获得完全相反的想法。

面对一部分很难改变思维的患者，我每次都会让他们在脑海中想象法庭的场景。

假设你是被告。患有抑郁症和社交恐惧症的人，可能正在被检察官指责道："你被众人厌烦、你是一个没有用的人"。

只听检察官的一家之言会令人焦虑，但你现在正处于法庭之中，有检察官在，就一定有律师在场。

你的律师一定会在为你辩护："他并没有被众人厌烦、他也不是没有用的人，他有很多优秀之处"等。

当焦虑指数升高时，就是检察官咄咄逼人喋喋不休的时候。这时，可以想象一下，你的律师会怎样为你辩护呢？

检察官举证说明"你就是被众人厌烦，你还记得之前被别人训斥了吗"时，律师会说"不，并没有，之前还有后辈找他沟通商量，他也遵守了工作截止时间。"

由于律师为你拼力辩护，法官最终会做出"缓刑"的判决，你脑海中的官司会获得胜利。

7. 学会听别人说话

下面我要讲的方法更加具体，关于如何和人交流沟通。

首先，你要学会听别人说话。

对于认生的人来讲，让他学会说话是有一定难度的，因此我希望大家可以从学会听他人说话开始练习。

擅长倾听的秘诀，就是不要想变得多么擅长。就算你不擅长表达、倾听也没有关系，重要的是你要沉浸在对话的环境里。

我们经常能在电视上看到擅长表达和擅长倾听的人。很多人看了电视节目《彻子的房间》（朝日电视台）中黑柳彻子的话术，都自叹不如。其实，并不需要要求自己达到名人的程度。

商务礼仪书上总会写，想要聊得好，就要给予对方反应。在我看来，反应这种事情要把握平衡。反应过多不好，过少也不好。也许我这么一说，很多人都会丈二和尚摸不着头脑。

总而言之，重点就是不要一心想着变好。

很多时候，我们想要给对方良好的附和，在寻找绝妙的时间点时，慢慢搞不清到底在哪里附和才好。同理，当你想要给对方好的回应时，你会忽然搞不懂怎样的回应才算好。

附和、回应做得不够好都没关系，重要的是不断尝试。

另外还有一点，要将注意力放在对方的谈话上。如果你过度关注自我，你便无法做好倾听这件事。

过度关注自我，还会让你陷入"刚才我的反应够不够好"的思考中，平白增加焦虑。

与其如此，倒不如多关注对方如何做附和和回应。当你在对话中有同感、觉得有趣时，尝试着做做看即可。

另外，你还会注意到"这个人说起话来手舞足蹈、这个人说话时头总歪着"等动作。这时你尽量不要想"这个人动手、歪头是因为厌烦我"，这是罪责归己的消极思维。你只需要将注意力放在对方身上即可。

如果你在意对方的动作，那就在脑海中默念"他原本就是有这种习惯的人"，然后继续默默地观察就好。

对话内容90%都很无聊

如果我认为对方的话很无聊，或者自己的话很无聊，该怎么办呢？

首先，我需要澄清一点：

那就是，90%的聊天内容其实都很无聊。

绝大多数人都不是精于谈话的专业人士，只是普通人而已。如果你总想着给自己设定目标，让聊天变得有趣，那么聊天本身就会变成一种负担。

聊天，对话，本来就是投接球的游戏。对方把球扔过来，你接住球并扔回去。就这么简单，没有意义也完全没问题。因此，如果你觉得对话很无聊，保持沉默就可以了。

世界上有各种各样的人，有的人多话，有的人少言。你应该也遇到过少言的人偶尔开口后语惊四座的状况。

当时，场面一度陷入沉寂，你忽然变得焦虑起来，试图说点什么，其实真的是多此一举。关系亲密的人即便是沉默也不会尴尬，因此关系一般的人坐在一起，沉默一会儿也不需要太在意。

当你和家人在一起的时候，你一定不会费力引领对话发展。

长期相伴的夫妻，即使完全不说话也毫无影响，两人心灵相通。

也许你会说，和初次见面的人聊天忽然陷入沉默太尴尬了。其实，沉默也有沉默的好处。

20世纪70年代有一档娱乐节目叫《看一看，尝一尝，笑一笑》（朝日电视台），其中有一期节目中有"尴尬的鸟儿飞过啦"的表达。每当这句话说出来时，都会将气氛搞得更尴尬。在法国，当对话中断全员沉默时，他们会使用"天使刚刚飞过去了"来表达。这种说法，是不是让人听起来很舒服？

真是一个巧妙的表达。

没有必要一定将对话变得有趣、变得有意义。如果聊天中断了，随便找一个话题聊就好，天气、美食、新闻、娱乐八卦等等，谁都会略知一二，略有兴趣。

即使不小心碰上了政治敏感话题，尴尬就尴尬了，尝试换个其他话题重新开始对话就好。

8. 与人亲近

关系亲近的人之间，总会有说不完的话。怎样才能和对方拉进关系呢？

最有效的方法就是找到自己和他人之间的共同之处。

别人佩戴的眼镜和自己相似，头发颜色相近，同样喜欢点头等，找到两人之间的类似之处十分关键。有时，对方和自己一样抱有紧张的情绪，都能让两个人忽然拉近彼此之间的距离。

找到两人之间共同点的秘诀就是仔细观察。如果你都不看对方，亲切感又从何而谈。除此之外，你还需要回到家后，再一次仔细回想今天见面的人的特点。

当一个人遭遇恐惧情绪时，我之前说过，要将自己的注意力转移到对方身上。不过即便如此，也有人难以将注意力从自己身上剥离。

这时候，你就坦率地接受自我关注和焦虑的感受，仔细地观察自己在焦虑指数达到80分时的状态。

每个人都会遇到恐惧之事，尽量不要逃避。

如果实在无法承受焦虑的情绪而选择逃避，也没关系。你并不需要感到失望。下一次有机会再尝试挑战即可。

9. 如何在公共场合保持冷静

下面，我再教给大家一个在公共场合面对众人时如何保持冷静的方法——让心灵镇静的呼吸法。

当一个人焦虑时，呼吸频率会变快。

因此，有意识地放慢呼吸速度，让自己的注意力集中在呼吸上，以达到镇静的作用。

呼吸法之后，还可以进行渐进性松弛疗法，让身心同时得到放松。

呼吸法和渐进性松弛疗法一般在容易紧张的场合之前使用。

有许多人当众讲话之前会进行深呼吸。想要达到良好的放松效果，秘诀在于不要花费太长的时间来做呼吸法和渐进性松弛疗法。

在马上入场之前，放慢呼吸速度，放松身体，然后步入会场。进入会场后，如前文所述，在脑海中回想自己最完美的照片和形象，将注意力集中在其他人身上，一边仔细观察他们，一边开始你的讲话。

10. 想得开的办法

　　如果前面的方法依旧不能帮你降低焦虑指数，人际关系依旧没有改善。那下面我将告诉你最后一个方法，如何克服想不开的情绪。

　　当人们想不开时，总会选择逃避。社交恐惧症的患者中有人依靠饮酒来减少焦虑情绪，最终变成了酒精依赖症。

　　依赖症真的不可取。

　　有些人酒至酣酊时，情绪得到放松，可以和他人畅谈。因此，认生的人如果在宴会中有过喝醉后畅聊的经验，便会总期盼着借助酒精的力量。

　　的确，适度喝酒可以缓和紧张情绪，但是任何事情做过了头就失去了原本的意义。运动有益身体健康，可是运动过量一样会伤害身体。

所以，不光是喝酒这一种方法，你可以尝试多种发泄情绪的方式。兴趣爱好广泛的人总有优势。过度吸烟喝酒有害身心健康，应该选择一些有益身心的活动。游戏和上网都可以，当然要注意不要上瘾。

比如，唱卡拉OK也是一种发泄的方式。卡拉OK即使是唱歌不好听的人也可以乐在其中，最近还有人选择一个人去卡拉OK。也可以去健身房运动、泡温泉、去公共浴室、洗桑拿放松身体。

如果还有一项可以让你热衷的爱好，那是最幸福不过了。比如，钓鱼这种爱好，一个人也可以进行，悠闲自得。同时，钓鱼这种爱好也很实用，钓到的鱼可以吃，还可以培养自己做菜的兴趣爱好。

钓鱼的爱好还可以再延伸，也许你在每天写钓鱼博客的时候，就有出版社联系你出书了。

社交恐惧症的人多会在工作时感到烦闷。即使工作不顺利，只要个人的闲暇时间过得充实，就能不那么烦恼。如果连自己的自由时间都被工作占满，人会变得无法喘息。工作结束后，让我们赶快换换脑子，让爱好和放松活动帮你改善心情吧。

第四章

治愈认生的 10 大自我训练法

本章中，我将为大家具体介绍克服认生情绪的简单方法。如果你觉得"这条也许我一个人就能做到"，那就赶快行动起来试试看吧。

1. "暴露疗法"——踏入自己的禁区

第一点为"暴露疗法"。自己实施的时候又可以称为"自我暴露疗法"。

暴露疗法是认知行为疗法中一种有名的治疗方法，也许你也听过它的名字。英语名称为Exposure Therapy，其中的Exposure意为"暴露"。

自我暴露疗法即本人自愿进入曾经感到恐惧、焦虑的情境或场合中，通过自我暴露，逐步使身心习惯于环境。

经验证明，暴露疗法对例如恐慌症、焦虑症和恐惧症等心理疾病都有明显的疗效。

暴露疗法的名称令人生畏，也许会让你觉得难以执行，实际上它操作起来十分简便。其原理在于，人们通过逐步挑战自己害怕的场景，慢慢减少恐惧感，直至克服心理疾病。

自愿踏入害怕的场景，自愿进行不擅长的行动，对于初次练习的人来说的确有些可怕，但是只要克服困难、获得一定成效，就会使人产生强大的信心。由于暴露疗法治疗效果非常显著，因此希望大家在自己能承受的范畴内尽情尝试。当然，如果你一个人练习时出现了问题，一定要咨询精神科专业人士。

暴露疗法的基本理念在于"正视自己的焦虑"。重点在于不受他人强制，靠自己的意志进行练习。

比如，你可以为自己设立一个挑战：向陌生人问路。这个挑战的重点在于"自己向陌生人发问并获得信息"，并不是"对方告诉你正确的路在哪里"。即使你已经知道了路该怎么走，有意识地尝试向陌生人问路的行为依旧是十分有意义的。

每个人在向陌生人询问某件事时都需要费点神。认生的人更会在其过程中感到难受。不过，只要慢慢熟悉和人交流的感觉，伴随而来的痛苦和难受都会消散。

在把自己不断暴露在他人面前的过程中，和人接触将不会再让你感受到压力。

"安全措施"造成恶性循环

每当我讲到暴露疗法时，都会有患者提出："我每天都在进行对话，可是我还是适应不了和人接触。"实际上，治理社交恐惧症的暴露疗法中还有一个小诀窍。

日常的训练往往不是暴露疗法的训练，不管练习多久都不会让人们的症状有所改善。其原因在于，人们在暴露练习中，无意识地加入了一些"安全措施"。

安全措施，是出于保护人们自身安全而采取的行为。一个人由于害怕别人认为自己很奇怪，说话时伴有假笑、看地下等看似不起眼的"安全措施"，反而会引起他人的注意，强化自己的焦虑感，从而陷入恶性循环之中。

回到向陌生人问路的挑战中，我们可能想到的安全措施具有哪些呢？

比如，躲避对方的目光，快速交谈；铆足劲儿堆满笑容后问路；以太阳镜或口罩遮蔽脸部，向对方问路。

　　在这些安全措施的保护下，真正的自我并没有展现在对方面前，很遗憾，这不能称为正确的暴露疗法。

　　当然，也不会有任何疗效。

　　正确进行暴露疗法，需要放弃一切安全措施，以最真实的表情，正视对方的眼睛，和对方交谈。这就是诀窍所在。（佩戴太阳镜或口罩是绝对不可取的。）

　　同时在交谈时，不要关注对方如何注视自己，注意观察对方。

　　和正在行走的人攀谈时，即使感到焦虑，也不要害怕。正视行走的人的脸庞和眼睛，观察对方的外貌。他是年轻人，还是中年人，是男性还是女性，有没有戴眼镜，头发是长是短。在这样的观察之下，开始和对方的谈话。

　　这才是正确的暴露疗法，在认知行为疗法中又被称为行为实验。

　　通过每天不断地练习，焦虑情绪会自然而然地降低，你会逐渐适应和人交谈。

2. 必须尝试的 "退货练习"

认生的人不擅长做的事情中，有一件事情便是"退货"。即使他们在商店里买到了质量不合格的商品也不敢退货，只能打落牙齿往肚子里吞——忍着。

LSAS（Liebowitz Social Anxiety Scale-社交焦虑量表）专门用于测量社交恐惧症症状的程度以及评价其治疗效果。

在量表中，设置了社交恐惧症患者的13种不擅长的行为和11个感到焦虑的社交场合。表格中将焦虑程度和回避意愿分为0～3阶段，共4个选项，总分144分。通过让患者选择每个行为或场合所产生的焦虑程度和回避意愿，判断一个人的焦虑状况。

在LSAS量表中，就有一个行为是"退货"。

有意尝试做不擅长的事情非常必要。退货疗法作为帮助社交恐惧症患者克服不擅长行为的疗法，是十分有意义的事情。

你可以尝试练习在商店购物时，拿两个瓶装饮料到柜台，在对方扫码之前，退掉其中一瓶。

就当作自己看了钱包后发现带的钱不够支付，只好少买一瓶。这种情况虽然会给店员添麻烦，可确实是任何人都可能遇到的情况。

社交恐惧症的患者中，有许多人即使有合理的退货理由，也不愿退货。因为他们害怕和店员就退货做沟通。他们担心店员说"这个应该是您在家用坏的吧"。因此，我反而更经常让患者自己到商店请店员帮助退货。

实际上，退货过程中，店员只会简单地应承一句"好的"，然后收下商品，再将它们放回货架上而已，你并没有给他们添太多麻烦。

不过，做退货练习还是要尽量避开店里繁忙的时候。

　　从1997年开始，我在美国生活了两年。在美国生活时最令我吃惊的是，美国人总是很轻易地进行退货，这一点和日本完全不同。难道真的有那么多质量不好的商品吗？

　　我甚至曾遇见，有人穿着鞋子到鞋店，当场脱下鞋子并告诉店员"我要退货"，店员回答"好的，明白了"，就把货退了，丝毫不犹豫。

　　估计那双被退货的鞋子应该也不会再被二次贩卖，也许会被扔掉吧。但一直令我不解的是，退货人难道就光着脚回去了吗？

　　如果你完全做不到退货，其实还有另外一个方法。

　　你可以尝试在付款的时候，少拿出一点钱，看看店员的反应。

　　比如，你拿了标价150日元的饮料去交款台，然后递给店员100日元请他结账。估计店员会稍带困惑之色，对你说"这钱少了一点"。然后，你再掏出50日元补上。

　　这也是一种有效的训练。

　　认生的人往往会关注自己是否有过错，在交钱的时候，也会多次检查自己的钱数是否准确。因此，就更要有意地练习犯错误。

同理，请你摒弃和人相处过程中"绝不能失误"的想法。任何人都会犯错。即使犯错，也希望你能一笑而过。

请你习惯失败的感觉，并不是只有你一个人会当众出丑。

谁都会有失误的时候。其实一个人犯错误，刚好证明了他也是一个普通的人，反而可以给人以亲近感。

3. 受用一生的倾听术

美国心理学家卡尔·罗杰斯（Carl Ransom Rogers）在心理咨询的实践中提出了"倾听"的方法。所谓倾听，就是要仔细地听，认真地听。

倾听时有一个重要要求，即抱有无条件肯定的态度。原封不动地全盘接收对方的想法和心情。不论内容好坏，只管认真仔细地听。

除此之外，还有一个重要要求，**即抱有共感心。**通过对方的话语，感受对方的情感。忧他人之忧，乐他人之乐。

必须要通过自主练习，你才能掌握倾听、认可、共感这三个诀窍，你可以从和家人的对话开始入手。

家人之间的对话不需要顾及面子，你肯定有过觉得不对劲便立即打断对方说话的时候。这说明，在与家人对话时，你并没有注意倾听、认可、共感三个要素。因此，这更能说明，在和家人的聊天中练习倾听是刚好合适的。

具体操作方法，就是如果你赞同对方的话，就表示"对，没错"，或者像鹦鹉学舌一般重复对方的话。你可以尝试在对话中做练习，一般可以在对话的前10~15分钟练习倾听术，之后回归正常的对话也完全没问题。

话题最好选择具体的内容，避开泛泛而谈和过于抽象的主题。为了让话题变得具体，需要你诱导提问"5W1H"。

"5W1H"即"When（什么时候）""Where（在哪里）""Who（谁）""What（做什么）""Why（为什么）""How（怎么做）"。当6个要素进入对话时，对话的内容自然而然会变得生动而具体。

倾听术用途十分广泛。经常听闻，欧洲人吃饭需要两个小时。

在用餐期间，据说他们经常围绕食材的话题进行对话，比如"今天的西红柿和上次比起来……"

爱聊天的人也许能乐在其中，但是对于认生的人来说，这段用餐时间就比较令人难受了。这时，你只要做到倾听即可。我们也碰到过有些一直沉默倾听的人，忽然间说话，语惊四座。其实，语惊四座又如何？

4. 必须学会的"I Message"

"I Message"，你也许有所耳闻。

"I Message"的意思是将一句话中的"You（你）的视角"变为"I（我）的视角"。使用这个方法，可以使沟通变得更加顺畅，并大量减少人际交往中产生的摩擦和压力，甚至可以帮助你减轻认生症状，请你一定要学会它。

将主语从"你"变为"我"这一简单的操作，就可以让逆耳的话变得动听。

比如，当你对对方表达不满时，将"你"变为"我"，两者的表达效果完全不同。

从"You"，也就是你的视角，传递给别人的信息（Message）：你可真没用。

从 "I"，也就是 "我" 的视角，传递出的信息（Message）：你的行为太令我失望了。

怎么样？说话人想传达的主旨相同，可是用 "I" 做主语的话语听起来要委婉许多。如果此时将主语设定为 "你"，那么字里行间都会带有责备的意思；而 "我" 的语句，则可以止步于表达自己的心情，不会进一步责备对方。

还有几组 "You" Message转换为 "I" Message的例子。具体如下：

"You" Message：你总是单打独斗地做工作。

"I" Message：我很希望你能多找我帮忙。

"You" Message：我说几次你才能记住？

"I" Message：这件事非常重要，你记住它就算是帮我大忙了。

"You" Message：你总是迟到。

"I" Message：我很期待和你见面，你的做法让我有些难过。

就像练习英语对话一样，当你想要向对方传达自己的意志或者想要点餐的时候，需要尽量加上主语"我"。只要不断地练习，你就能自然而然地使用从"You"转到"I"的说话方式。

但是，并不是所有的对话都必须使用"I（我）"的视角。

"You（你）"同样可以运用。只是运用的场合最好限定在表示共同感受的时候，然后将他人的想法和自己的想法连接在一起。

有时，当你说"我认为"，对方可能会以"我不想听你的认为"结束对话。这说明，I Message并不是万能的，且有时会让对话内容过于模糊。

当这个办法无效时，就大胆放弃吧。人际关系实在是复杂，即便你掌握使用了技巧，也不能如套用数学公式一般放之四海皆准。

对方也有对方的特殊情况，自己的主张无法得到认同也是很正常的。

　　面试时，即使你前前后后都用上了"我"的措辞方式，有时也会收到不录取的通知。如果你因此而变得很失落，那么必然会影响下一场面试。一定不要悲观地认为自己是没有用的人。

　　以儿童为对象的认知行为疗法课程《勇者的旅途》中，将本人陷入悲观情绪时，自己以外的第三者冷静客观地给予的鼓励性话语，称为"贤者之声"。每当"贤者之声"发出类似"那也没办法了"的话语时，当事人就能放下心事，不再纠结。

5. 接轨国际化礼仪

在日本，鞠躬行礼是一种礼貌习惯，但是在欧美国家，鞠躬是一种奇怪的行为。生活在"平安"时期的人，平民晋见贵族时，即使是隔着竹帘，也不可以直视贵族。在当时，人们认为"直视身份地位高的人的眼睛是失礼的行为"。

但是在现代，不看对方的眼睛可不再是典雅的行为。特别是在与欧美人进行国际商业洽谈时，直视对方的眼睛这一简单的行为，可以帮助双方建立信赖关系，让对方信任自己。

有许多认生的人不论怎样努力都不能直视对方的眼睛，容易使信赖关系弱化，甚至失去对方的信任。

国际化社会的大背景下，正视对方的眼睛非常重要，请一定牢记。

同时，经过"正视对方的眼睛"这一训练，可以直接帮助人们降低认生的程度。

"难道不是不能直勾勾地看对方的眼睛吗？"，这是古代日本的想法，不适用于当下国际化的社会。西方国家的文化中，有许多国家的礼仪反而要求必须要直视对方的眼睛。

当然，一开始你可能会不适应，可以先从看对方的脖子、领带附近开始。然后一点一点从咽喉、嘴巴、鼻子转移到眼睛。

刚开始的时候，你也可以选择看图画中人物或玩偶的眼睛，就算不是实物，看电视中演员的眼睛也是可以的。

当你熟悉这种感觉后，就可以开始和真人练习了。用专业术语来说，这叫作"阶段性暴露疗法"。

练习对视的电视节目没有限制，你可以选择自己喜欢的节目。喜欢娱乐节目的人可以选娱乐节目，喜欢历史剧的人可以选历史剧。重要的是保持良好的心情。

最关键的是，通过练习正视对方的眼睛，将注意力从自身转移到对方身上。

眼前的人是单眼皮、还是双眼皮？头发是什么颜色？是否戴眼镜？需要认认真真地进行观察。

6. "三明治说话法"说难题

有一个方法，可以帮你顺利地说出难言之处。那就是"三明治说话法"。

这是一个值得训练的方法，找一个令你放松的人，在和他的对话中开始练习吧。只要养成习惯，不论对方是谁，你都可以使用"三明治说话法"来交流。

所谓"三明治说话法"，即将话语分成三段，在主题的前面和后面加上积极的语言，例如：感谢对方→难言之处→感谢对方。

在话语的开头感谢对方后，开始陈述难以启齿的内容，最后再次辅以感谢，这种模式能够给对方留下良好的印象。

突然向对方提出要求，很有可能会吓到对方并被拒绝，因此需要用褒奖的话语隐喻对话的主题。就好像一个三明治，两片松软的面包之间，夹着沾有芥末酱的火腿一样。只要勤加练习，任何人都能掌握这个说话技巧。

如此一来，说话的总时长自然会增加，其实这也正显示了你给予对方的尊敬。如果不做任何感谢，为了节约时间只说上一句批判对方的话，双方的关系难以融洽。为了避免紧张的人际关系，需要我们尽量保持礼貌礼节。

比如，你希望对方修正错误。

① 感谢对方

　　→谢谢你努力工作。

② 启齿难言之处

　　→如果你能把这处错误修改一下就更好了。

③ 感谢对方

　　→当然，我一直很感激你的努力。

这就是典型的"三明治说话法"，比起只说②一项内容，听起来委婉许多。

7. 想象成功，激励自己

想象曾经的成功经历的练习，可以帮助人们改善认生状况。

而且这种练习方式既不需要准备，也不需要花费过长时间，只需要在脑海中一带而过即可。

提到成功经历，也许你会联想到一些了不起的事情，其实小事也有同样的效果。你并不需要想象自己获得世界级大奖，比如"获得了诺贝尔奖"，又或是"斩获了奥运金牌"。

例如"当众侃侃而谈""被别人褒奖"的一般成功经历就足矣。

将这种成功体验在脑中一带而过，又或者可以想象一下

"照片中美丽、帅气的自己"。

如果花费过长时间做这项训练，反而会将它变为自我保护的"安全措施"，一定要将时间控制在一瞬即过的程度。

8. Small Step，记忆成就感

将心中的烦闷用文字表达出来，你可以写在纸上，也可以输入电脑，这样做，好处良多。

当你写出自己的思想时，你也可以客观地审视自己的思维并达到控制它的目的。

你可以尝试向自己发问：

"我想变成怎样的人，为了达到目标我需要怎么做？"

然后，一步一步地慢慢向追求的目标靠近。

认知行为疗法认为，类似阶段性暴露疗法的Small Step方法，具有良好的效果。

具体操作需要将达到目标之前的过程划分为细小的阶

段。如果你将自己的目标设定为"克服认生"，那么需要将过程仔细划分多个小阶段。

每个小目标的设定从易到难，尽可能详细。在完成小目标后获得的成就感会逐渐积累下来。

跳箱一共有10段，对于初学者来说，马上挑战10段不仅不符合实际，而且会让挑战者心生畏惧。一般可以从3段或者4段开始，一段一段叠加。

当目标被细化为多个阶段性小目标后，达成每一个目标所带来的成就感会让人们直接感受到自己的进步，虽然每次只是进步一点，但是一直在向最终目标靠近。

Small Step方法中，最关键的一点在于，尽量减少每一步带来的负担。

一个认生的人，可以制定这样的Small Step。第一阶段，1天和1个人交谈；第二阶段，1天和2个人交谈；第三阶段，1天和3个人交谈，每个阶段用一周左右的时间练习，然后进阶到下一阶段。

　　制作一个计划，要将最终目标尽可能细化，让每个目标都能踮踮脚就够得到。

　　当你感受到逐步前进并接近目标时，心情会放松许多。

9. "心练"——5分钟快速练习

下面介绍一个5分钟之内即可完成的认知行为疗法的练习。

这种练习心理的训练，我称它为"心练"。

你不需要考虑过多，凭直觉回答以下七个问题即可。

① 你的困扰或压力是怎样的？（50字左右描述，从细小的困扰开始写。）

② 请用数字0~100表示问题①的困扰或压力的真实程度。

③ 请用数字0~100表示问题①的困扰或压力所带来的痛苦程度。

④ 请将内容翻转。（肯定↔否定）

⑤ 请写出翻转的2条根据、理由。

⑥　下面，请再次考虑问题①的困扰或压力是否真实，用数字0~100表示。

⑦　请再次考虑，问题①的困扰或压力所带来的痛苦程度是多少，用数字0~100表示。

问题就这么多。下面我们来看一下A的回答样本。

①　你的困扰或压力是怎样的？（50字左右描述，开始时从细小的困扰开始写。）

　　→与上司说话，上司态度很冷淡。

②　请用数字0~100表示问题①的困扰或压力的真实程度。

　　→大概真实程度应该有90分。

③　请用数字0~100表示问题①的困扰或压力所带来的痛苦程度。

　　→我感觉80分左右。

④　请将内容翻转。（肯定↔否定）

　　→与上司说话，上司态度并不冷淡。

⑤　请写出翻转的2条根据、理由。

　　→在走廊相遇时，上司对我微笑了。

→下班前，上司对我说"辛苦了"。

⑥ 下面，请再次考虑问题①的困扰或压力是否真实，用数字0～100表示。

→大概50。

⑦ 请再次考虑，问题①的困扰或压力所带来的痛苦程度是多少，用数字0～100表示。

→大概40。

这就是问题和回答样本。

通过每天的自我练习，可以帮助重构认知，防止认知扭曲的出现。

尝试换一种思考方式，支配你大脑的压力和原因就会得到改善，人会变得轻松许多。

网上做题也可以，手写也可以，每天加以练习，直至将它变为一种习惯。

10. "情练"——10分钟正念疗法

下面我将为大家介绍我的研究搭档——关泽洋一（经济产业研究所）推荐的"情练"法。

"情练"，顾名思义，即情绪的练习。

进行"情练"，即使用10分钟时间尽情感受消极情绪的练习。即使你很焦虑，也不要逃避，请面对它、感受它、消化它。

我们总是会下意识地逃避自己的情感，总想将感情深埋于心底。

我们总想将忧郁、愤怒、悲伤、焦虑这些令人讨厌的情绪关在心里。当情绪膨胀起来时，人们还想将其压制，却是一件不容易办到的事情。当人们反抗自己的情绪时，情绪反而会变得更加强烈。

因此，我们要进行训练，练习直面情绪，感受情绪，而不是否定情绪。

如果可以的话，你可以找一个没有人的地方尝试练习一下。

请问，你现在是怎样的心情？

你感受到愤怒、悲伤、焦虑等令人不快的情绪了吗？如果没有的话，回想一下最近碰到的令你不开心的事情，感受自己不快的情绪。

如果你感受到了令人烦闷的情绪，请承认它的存在。

请感受它。

请细细体会它。

先放下不能如此这般的思想包袱，不要否定你现在的心情，只管感受它。

无论你的心情如何，允许自己感受它。

如果你感受到了愤怒，那么就承认自己的愤怒，体会它的存在。对亲近的人产生的愤怒，也不要隐瞒。对任何人的愤怒，都可以进行感受。

但是，不要将自己的情绪发泄在愤怒对象身上。

如果你很想哭，那么就大哭一场吧。不需要顾及太多，找一个没有人的地方使劲哭一场。

如果你感受到了焦虑和恐惧，而且从心底拒绝这种情绪，也先将拒绝放一放，和焦虑和恐惧同行一段时间。

承认自己的焦虑，仔细体会它。

如果你很难将注意力放在自己的情绪上，那么就将注意力放在自己的身体感觉上。当你的心情变化时，身体是否跟随着变化？腹部、胸部、脖颈部有紧张感，心跳加速，某个身体部位发抖。如果你有这样的身体感受，就将注意力集中到这些反应上，感受你的感觉。

经常出现的情况是，当你想要感受情绪时，你会自然而然地思考其他的问题，这时你要阻止自己的意识。

如果你没有任何感受和感觉，那就感受这种虚无的状态。将没有心情，也作为一种感觉来体会。

这个训练大概需要10分钟，多一点少一点并无大碍，按

认生的人：如何克服社交焦虑

照你自己的直觉来进行就好。

但是，**不要在醉酒时练习。**

每天的练习内容都是一样的，经过每天的练习，你可以获得显著的效果。不用勉强自己，在自己的能力范围内进行练习。

第五章

防止认生复发的 3 种方法

　　到现在为止的各种技巧，如果你能够灵活运用，对控制公共场合产生的焦虑情绪有一定作用。

　　但是，焦虑情绪有可能复发。

　　好不容易才学会如何面对自己情绪，有些人会因此而变得不知所措。

　　下面就让我们一起来学习几个防止焦虑复发的小技巧。

1.平复心灵的"积极练"

最简单的方法就是进行"积极练""心练"和"情练"。

通过"积极练"找到事物的积极面，通过"心练"改变认知的扭曲，通过"情练"接受自己的感情，只要运用这三种方式，大多数的焦虑和不安应该能够得到缓解、甚至消解。

还有一个应对焦虑复发的关键点。

当我面对一个再次陷入焦虑的患者时，我首先会告诉他"即使现在你再次陷入了焦虑之中，也不要失落。"

你不喜欢的上司将自己的工作成果批的一无是处，为此，你再次不敢和人交谈。

又或者，你因为接手了"怪兽"顾客的工作，从此变得害怕听到投诉，害怕接听电话。

又或者，疲于抚养小孩子，你变得害怕和其他妈妈们交往。

当一个人感到压力时，焦虑最容易复发。但是，请你一定不要想得太过悲观。

我希望你能想起之前提到的"积极练"中的积攒奇迹积分的方法。

家事、工作忙得团团转的你，被上司批评时肯定会很失落。即使如此，多想想"今天先生说我做的饭菜很好吃""今天向同事诉说了心声"等积极的事物，就能帮助你坚持下去。

"积极练"关键在于像写日记一样每天坚持。可以写在笔记本、手账上，也可以用电脑或手机记录。

近期，我会向擅长使用社交软件的患者推荐使用推特（Twitter）进行积极练。

推特的自由性，正适合练习。

　　当回顾推特中的"积极练"记录时，你马上就可以看到以前自己都想起来哪些美好的事情。无论你怎么翻阅，看到的只有好事，心情自然会好起来。

　　推特还有仅限本人浏览功能，你可以选择不公开。当然，由于推特本身并不使用本名，而是使用昵称登录和发布信息，因此即使公开也无所谓。

　　公开给他人后，你可以获得他们的点赞，愉悦的心情可以更好地帮助你坚持每天记录。

2. 渐进性松弛疗法放松身心

当身体处于持续紧张状态时，人为地制造放松的时间，有益于缓解紧张情绪，得到放松。

下面我将为大家介绍"渐进性松弛疗法"。

该方法由美国内科、精神科医生埃德蒙·雅各布森（Edmund Jacobson）博士提出，是一种有意识地让肌肉紧张后再放松的放松法。

它于20世纪20年代被提出，之后被广泛使用，现在成了世界上较为常用的放松法。

渐进性松弛疗法操作简便，主要有以下几个步骤：

① 向身体某个特定部位施加力量。（大概70%左右的力量即可。）

② 保持5~6秒。

③ 放松，在10秒左右的时间内体会脱力的感受。

"全身心地体会放松的感觉"是该练习的要点。通过将注意力集中在感受脱力之上，达到更好的放松效果。

同时，通过肌肉的紧张和放松的一系列动作，可以将注意力转移到身体之上，从而能够把握自身的放松状态。

在任何地方都可以进行该训练，坐在椅子上、躺着、泡澡的时候，都没问题。还可以在工作50分钟后进行10分钟的练习，缓解工作的紧张感。

人的身体和心灵是一个整体。身体放松时，心灵也自然会得到放松。焦虑、烦闷的时候，肌肉也会变得紧张，肩颈酸痛、头痛都会接踵而至，这时渐进性松弛疗法的使用，就可以帮助我们改善情况。

当焦虑上升到一定程度，认生的情况愈发严重之时，可以使用此方法加以缓解。

3. 调整心情、转换注意力的呼吸法

我曾在前文讲过，呼吸法同样有助于人们放松。

呼吸法的好处在于随时随地皆可进行，因此推荐大家使用。

不需要把它想得过难，只需要有意识地放慢呼吸即可。

呼吸法分为两步。第一步，边在脑中念"放松"边慢慢呼气3秒钟；第二步，慢慢吸气3秒钟。

第一步和第二部交替进行，将注意力集中在呼吸上。口呼吸、鼻呼吸都可以，慢慢地呼气、吸气。不一定严格卡在3秒钟，3秒只是一个参考时间。6秒进行一组呼吸，10组呼吸达到60秒，一分钟缓慢的呼吸练习就完成了。

当人焦虑时，呼吸频率会变快。保持缓慢的呼吸节奏可以帮助我们放松心情。

　　缓慢呼吸不仅可以放松心情，身体也会随之放松，这一点和渐进性松弛疗法有一样的功效。呼吸法一直是一个深受大众欢迎的放松法，任何人都可以尝试。

第六章

认生的人工作沟通术

  前文中，我为大家介绍了许多克服认生的方法，其实认生本身并不是一件坏事。

  如果认生的情况严重到影响日常生活和工作，那就有可能是社交恐惧症，这种情况下改善认生情绪可以帮助人们更好地生活。其实，认生的人一般都具有细心、工作认真、严谨等优点。

小A的故事

由于工作关系，我接触了许多因认生而烦恼的人们，我经常会惊讶于他们的潜在能力。

我经常会想"如果这个人的认生可以被改善的话，那么他的工作会做得更好""他会更出色"等。

其实，许多认生的人得益于他们的"诚实、安静的力量"，即便花费一点时间，他们也会交出令人满意的答卷。

下面，我给大家讲一个20岁男性青年A走出认生阴影的经典案例。

A过去在打工时被店长说"眼神凶恶"，他心里很是受伤，这也是他最早开始产生认生情绪的原因。

　　为了改善自己的形象，他产生了"不假笑就会被对方厌烦"的认知扭曲。在前文中我已经详细说过，假笑就是认知行为疗法中提及的典型的"安全措施"。

　　由于A一直误认为自己"眼神太凶"，因此在和他人对话时，他总会避开对方的眼睛，一边假笑一边说话。这么一来，每次谈话结束，A都觉得疲惫不堪。

　　"和别人见面时要注意、要仔细地注意"，他的脑海里全是类似的想法，压得他喘不过气来。

　　"明天还要上班，还要做销售的工作。"

　　只要这么一想，A就寝食难安，倍感疲惫。A找到经常为他看病的医生，医生认为A患有抑郁症。A停职回家休息数月。虽然抑郁症有所好转，A重新回到了职场，但是，最根本的问题并没有得到解决，社交恐惧症的问题依旧存在。

　　说来，A对医生并没有透露一句关于"眼神凶恶"带给他的烦恼。因此，医生也没能诊断出他患有社交恐惧症。

　　虽然他对医生说了"睡不着、心情低落、销售工作痛苦"等感受，但是却没有告知医生最深层的原因——那句

"眼神凶恶"带来的影响。

　　有许多社交恐惧症的人害怕和医生对话，不敢向医生说出自己的心声，甚至有人觉得去医院检查、就诊都是丢人的事情。

　　有些"老好人"觉得"我说这种话会不会被觉得奇怪？"，又或者"我说这种话会不会给医生添麻烦？"，然后变得不敢说出自己的心情。

　　其中也有人提到自己从中学、高中时期就有过类似的困扰，后来做了销售，直到停职之后，才第一次来到了医院。

克服认生，俘获顾客的心

有这种情况，一个人本来就不善当众言谈，在进入公司后，或者人事调动后，却做起了销售的工作。A就是这样的案例。

还有时，有些人进入公司后，作为实习的一环，被要求必须做销售的工作。

曾经有人找我寻求帮助，"我因为喜欢一个人写程序，喜欢电脑才成为工程师。结果现在的工作不听顾客的要求就没法做程序设计。这份工作比我想象中要更多地接触顾客。"

针对A的情况，我让他参加了厚生劳动省主页上登载的社交恐惧症认知行为疗法项目，每周一次，一次50分钟，一共16次，持续4个月左右。通过参加项目，A的社交恐惧症逐渐康复了。

具体做法通过修正认知扭曲，放弃安全措施，转移注意力，实践暴露疗法，改写记忆，以达到无法判定A为社交恐惧症的最终目标。

A在接受治疗的过程中，有了很多新发现。

其中之一，就是他曾以为是必然的假笑行为发生了变化，其实以正常的表情进行对话就足够了。人们基本不会出现因为看了他的眼神而讨厌他的情况。

仔细想来，自始至终说过他"眼神凶恶"的，也只有打工店的店长一人而已。

A终于克服了认生，回到了职场，销售业绩一片看涨。他工作有成效，甚至受到了上司的夸奖。

现在他一边不断进行防止复发的各种练习，一边努力做好销售工作。他本人一直是一个认真负责的人，也许正因为如此才更能够抓住客户的心。

A的故事令人感动且十分励志。

像A一样认生，认为自己"做不好销售、处不好人际关系"而烦恼的你，请一定克服掉认生情绪吧。同时，我也想通过本书告诉大家，"认生的人如果能够克服认生，其实十分擅长做销售工作"。

许多搞笑艺人，也是从克服认生开始，走上了明星之路。

借助紧张提升工作质量

认生的好伙伴，就是紧张。

适度紧张，可以帮助我们提升工作准备的精细度，甚至可以提升工作质量。但是，过度紧张会让我们被担忧、焦虑的情绪所支配，无论自己如何做准备都不会自我满足，从而造成失眠，最终筋疲力尽。

现在，让我们一起思考过度紧张带来的过度工作准备的情况吧。

如我之前所述，认生的人大多是认真负责之人，做起工作准备来也是仔细周到。但是，花2~3个小时在一个问题上，工作效率实在太低。这时，还是应该把握一个度。

工作多少都需要准备，因此为自己制定一个准备的时间。不需要太过完美。当然，任何准备都不做也同样会出现问题。把握好度，做适当准备才是关键。

不过说到适当准备，也有许多人不知道何为适当。

本书之前提过烦恼15分钟的方法，同样，工作准备也用15分钟左右比较合适。

我的准备方式很简单，思考最好和最坏的情况，就完成了。最坏的情况：打个比方来说，明天做销售工作的时候被顾客数落"你这个人有失礼节，我不会和你签合同的。""我们老板不喜欢你，所以抱歉我不能和你签合同"。

最好的情况："你挺厉害，你说的我都照办。""你说的我都信，你说什么我签什么。"，自己的意见被顾客全盘接受，成功签约。

正常来看，最好和最坏的情况都不会发生。一般来说都是谈判式的对话"我明白你的意思，但是这点能不能再帮忙想想办法。"

这么看来，你想的再多都是无用的，因此15分钟便足够了。

用金钱计算烦恼的时间

当准备时间过长，或者烦恼时间过长时，可以通过将时间换算成时薪的方法来进行控制。如果自己烦恼了30分钟，那么就相当于浪费了500日元！虽然听起来有点功利，但是胡乱地烦恼下去也会觉得钱很可惜吧。

如果烦恼到生病的话，倒不如严格地控制烦恼的时间，更有益精神健康。

如果无论如何你都无法消除紧张和焦虑情绪的话，就用焦虑仪表0~100来记录焦虑指数。

当焦虑仪表上的指数接近100时，人容易陷入最坏的思维循环中。因此，预想的情况就控制在50分以下比较好。

为了降低焦虑指数，需要我们转移注意力。正因为你不停地思考明天销售的工作，才会陷入焦虑之中。

例如，你可以关注面前的亲人，比如孩子的头发长了，妻子的脸色不错等，在这个过程中，你也可以发现以往没有发现的细节。如果你在看电视，就不要看其他的地方，将注意力集中在电视机上吧。

比起没完没了地担心明天之事，不如关注眼前的事情。注意力放在任何事物上都可以。重要的是自由转换注意力的焦点。

如果你有家人，可以将注意力放在家人身上。如果你平时不关心家庭，妻子会觉得"你对她毫不在意"而心生不满，孩子会认为"你对他漠不关心"，从此对你关上心扉。

说不定，你在转移注意力训练的过程中，就可以发现一些以往从来没有发现的细节。比如：自己一直埋头工作，需要珍惜和家人的时间；自己光顾着工作，从来不运动，需要过过健康生活了。

如果在纠正认生的同时，找到生活的平衡，不就更完美了吗？

　　另外，如果可以的话，最好能够每天花费15分钟做令自己真正开心的事情。说真心话，比起"烦恼的时间"，我更希望你们能够拥有"快乐的时间"。

学会有效地附和、倾听

市面上诸多礼仪书都在教人们如何学会有效地附和和倾听。

如果能够做到我前文所讲的"倾听、认同、共感"，任何人都可以学会有效地附和和倾听。

不要给自己设置容易引发焦虑的过高目标，重点在于"不必附和的那么好"的想法。

像"倾听和接受"一样，注意不要否定对方，适当地加入"对呀，是的"等附和，诱导对方说话。

在本书中反复提及的"表扬自己的习惯"，也同样与"表扬他人的习惯"联系在一起。当你习惯表扬他人时，就会自然而然地提升对话的共感度。

是不是发现，表扬自己的习惯在对话中有意想不到的作用了？

早上起床刷牙时，如果你能对自己说，"真好、做得好"，那么你的表扬标准其实已经下降了不少，你会越来越擅长褒奖。

当你的褒奖标准下降时，即使对方说的话并没有什么了不起，你也能够很轻松地表扬对方。（回忆一下，人们的对话90%都是没有意思的。）

另外，不要给"对话"乱定规则。

许多商业书籍中会规定对话的规则，其实对话本身就是人际交往的一部分，人际交往本没有规则可言。对话本来就是投接球的游戏，奇怪的规则反而会使对话变得难以进行。

请参考我之前提过的三个对话原则"倾听、认同、共感"。这是维护人际关系的最基本的技巧。

即使是错误的想法也要学会倾听

给大家讲一个精神科医生与患者的对话吧。

精神科医生即使了解患者所说的话并非事实，起初也需要努力全盘接受。精神分裂症患者会说出一些胡乱的想法，但是这些想法对于他本人来说均为事实，我要做的就是不加任何否定的努力倾听。

这是发生在我值班时的真实故事。有一位男性在夫人的陪同下来到急救中心，说自己腹痛。医生检查时问，"最近有什么不妥的事情吗？"男性回答道，"其实，每天晚上都有一个圆形飞盘来我家上空，也许是因为我被放射线照多了而肚子痛。"

"是吗？"我问他的夫人。夫人回答道："哎，那个圆形飞盘真的每天都来，真是没办法呢"。

　　这种现象用精神科专用词来说，叫作"二联性精神病"。

　　夫妻二人中有一人陷入妄想，并传染给了另外一个人。

　　作为精神科医生，即使面对这种无厘头的场景，也需要回答"原来是这样啊"。这是我们的职业素养。

　　该方法同样可以应对在商场上出难题的对手。关于这点，我将在后文进行赘述。

认生的人更可靠

认生的人有一样强力的武器，即感官丰富。

由于认生的人对人际关系过于敏感，因此他们会尽全力遵守与对方的约定。

正因为如此，他们多会得到"那个人很可靠"的评价，获得他人的信赖。

前文中提到苏珊·凯恩提出的"内向性格的力量"，你还记得吗？内向性格的人总是在深思熟虑后才发言，他们的发言虽然是一点一滴的，但是其内涵是丰富的。因此，"他非常值得信任"的印象自然而然地随之而来。

外向性格的人擅长言谈，说的话分量比较轻，工作成果可能多为一个一个的小额合同。

而"认生却拥有能力的人"，也许不会拿到很多个合同，但是可能会忽然间签下一单1000万日元的大额合同。请你相信，认生的人的力量应该可以达到如此。

现代社会中，外向的人更受欢迎，内向的人相对不被重视，这是社会现实。

但是，世界上依旧存在许多只有内向性格的人才能完成的工作。

我希望有一天你能拍着胸膛对别人说，"我就是认生，怎么着"，同时希望社会能够更多地接受内向性格的存在。

从现实情况来看，也许现在社会还没有承认认生情绪的价值，但是依旧有人能够理解我们。

那么，我们要做的就是，学会最基本的沟通技巧，在能力范围内尽量改善自己的认生情况，不断结交理解自己的朋友。

当然，我们的最终目标并不是成为一个轻薄、能言善辩的外向性格的人。目标的设定一定不能出错。

总体来讲，认生情绪如果能够得到改善，生活会变得相对轻松。不过，认生本身也有对工作的促进作用。因此，你不必消极地认为它不好，可以将它作为自己的特长之一。

"因为认生才更好"

与认生的人形成对比的，便是"轻薄、能言善辩的人"。下面我为大家介绍K的例子。

K是一名销售，业绩良好，对销售商品持有自信。确实，他伶牙俐齿，性格开朗，劲头十足。但是，可惜的是，他缺少一点诚实的品德。

事实上，有很多次顾客买完商品后会投诉他，"你说得好听，我才买了，可是商品本身并没有那么好！"。

他善于交谈，容易抓取顾客的心，但是人际关系却总是不长久，且难以获得大额订单。

认生的人也许会羡慕这些能言善辩的人，但是K的情况确实是超过了应有的度，可算得上是巧舌如簧了。

这种人，真的值得你羡慕吗？

其实，根本没有必要羡慕这些擅长讲话、混社会的人。

K的情况，刚好是过于迟钝，缺乏敏感性。因此，投诉他的人才会很多。这么想来，一定程度的敏感和纤细是必要的。

整个社会其实就是由人际关系中所谓"迟钝的人"和"敏感的人"组成的。

这两类人各有长处和短处。

如果每个人都一样，那么世界又会变成什么样子呢？

生物的遗传基因本来就具有多样性。

例如，当火山爆发的前兆——地震发生时，敏感的人会逃走，迟钝的人会毫无反应。由于遗传基因不同，人们的行为也不同。之后，火山喷发，熔岩流顺势而下，那些没有逃走的、拥有迟钝遗传基因的人死伤多数，继而减少了其基因的数量。

随之，逃跑的敏感之人得救，人数相对增多。如果全世界人都是迟钝遗传基因的继承人，那么估计人类早已在不逃亡的选择中失去了遗传基因的继承，在某个阶段灭亡了。遗传基因的多样性，就是为了防止此类惨剧发生的。

反之，也有可能出现敏感的人在逃命的过程中被熔岩流吞没，原地不动的人却获救的情况。也就是说，任何人都无法预测未来。

因此，为了保证一个种族不被灭绝，就需要各种各样模式的遗传基因，让个体做出不同的反应行为，以保证其中一部分得以生存。这也是生物多样性存在的理由。

如果人类不存在多样性，也许早已在某个阶段灭亡了吧。

如果全世界每个人都能言善辩，估计也会乱作一团。内向性格的认生的人，也有其存在的必要性。

因此，即使你是一个认生的人，也不必悲观。请你一定积极地面对，"正因为认生才更好"。

应对强势对手的积极方法

不限于谈判的场合，即使在普通交往中，也有强势的人。一点鸡毛蒜皮的小事就开始了Mounting（显示自己的优势），言语贬低对方。

当然，有时确实由于上下级关系无可奈何，但是在高压下的沟通交流容易引发"职权骚扰"。不要惧怕对方的强势，应该坚持自信坚定地沟通。

所谓自信坚定地沟通，就是要坚持自己的主张。当然，并不是将自己的意见强加给他人，而是在尊重别人的基础上，努力构建平等的人际关系。

坚定的心态，可以帮助我们完成有益心灵健康的交流沟通。

那么，如何应对强势的对手呢？

"你是错的，你不行"之类带有否定对方话语的沟通是攻击性的沟通。而接受对方的攻击，认为"我错了，我不行"的，这是被动性的沟通。

"你是对的，你可以"不断肯定对方，同时产生"我也是对的，我也可以"的自我肯定的对话，是坚定性的沟通。

做销售的工作，经常会遇到攻击性沟通的场面，被扔来的难题砸个措手不及。这时，不要害怕对方的主张，先从听开始。

首先，从一句"原来如此"开始，既尊重了对方的立场，同时不直接屈服。

就刚才提到的"空中飞盘"来讲，我不会说出"啊不，怎么可能有飞在空中的圆盘呢。"因为这是从对话开始就否定了对方。我们要学会首先不要伤害对方的方法，说上一句"你没问题"。

坚定性的沟通应该达到"你的说法我理解，但是在我看来……我们在这一点上有看法的分歧"的程度。让对方和自己共同面对问题，分析问题的利弊，寻找说服对方的关键点。

如果你一上来就说"我无法接受你的看法，我认为……"，先否定对方，然后把自己的观点摆在别人面前，这就会成为一次具有攻击性的沟通，也就谈不上商量了。商谈是从承认双方不同之处开始进行的。

又回到之前的例子，要点在于，我需要先认同对方的价值观"你认为有飞在天空中的圆盘"，肯定对方。不过，这不是在要求你把自己的意见打折扣。

好好先生令人难以信服

如果你这时说"确实有飞在空中的圆盘"的话，那么这就不再是坚定性沟通，而是一次被动性沟通了。

被动性沟通表面上看起来一切顺畅，时间一长会造成压力堆积。

你心里根本就不认同世界上有飞盘这么一说，但是又在表面上持续表示认同，自然会产生压力。因此，这时你应该坚持自我，告诉对方"但是很遗憾，我没有见过飞在空中的圆盘"。

寻找双方不同点的沟通才是坚定性沟通。

如果在沟通过程中不坚持自我、肯定自我，那么认生的人很容易从坚定性沟通变为被动性沟通。他们为了规避和对方的正面冲突，歪曲了自己的心情，毫无条件地肯定对方的主张且否定自己的主张。

当这种情况出现时，请你试着想一想：

"一个人过早放弃自己的意见，隐藏自己的主张、甚至歪曲自己的想法，是难以获得对方信任的。"

怎么样？

人就是这样，当身边所有人都对他说"好"时，他就会变得像"国王的新衣"中的"国王"一般，产生戒心和不信任。

当然，这也不是强迫你一定要和对方说不同的意见。一定程度上表达自己的意见，更容易获得对方的信赖。

"损坏录音带法"应对攻击性对手

如果你面对的是一位不容商量，开始就强调"你是错的"的对手，应该怎么办呢？

像损坏的录音带一般，坚定持续地不断陈述自己的观点，是十分有效的。年轻人可能没有听过损坏的录音带。把一盘坏录音带放进播放机里时，播放机会不停地重复播放同一个内容。

损坏录音带的方法就是由此得名，即不断坚持重复同一内容。该方法应对一般难以说服的对手，十分有效。

举例子来说，你是一个商店的店员，商店的规定不允许替换零钱，有一位执着的客人一直要求你换零钱给他。这时，你便可以使用破录音带的方法，大致这样说。

"十分抱歉，我已经和您说过多次了，我们不能为您替换零钱。"

"我们不能替换零钱。抱歉。"

"总之，我们真的不能换零钱。"

像这样，反复重复相同内容的话语，就是损坏录音带方法。任何人都能使用。

即使对方询问为什么，也不需要做过多解释。当你开始解释时，对方就会开始和你理论。一句话没说对，对方就有可能抓住你的话柄。

只要化身为损坏的录音带，就没人能挑你的毛病。

因此，无论对方说什么，你都要像说给自己听一样，不断重复自己的观点。

传家之宝——逃跑大法

现代日本社会中蔓延着"顾客即是上帝"的理论。

某个快餐店的员工培训手册中，有一句话写着"不许和顾客抱怨，一定要始终道歉"。这种现象应该也是日本特有的。

在欧美国家，店员和顾客地位是基本平等的，店员甚至可以摆着架子对顾客说"你想要点什么？"

日本则完全不同。在日本，作为共识，如果顾客生气了，店员必须要致歉。这种思维方式也带来了工作方式的不同。

电子工程师经常会遇到找茬一般提出难题的顾客。

由于他们始终是道歉的姿态，且需要反复调整已经完工的系统，导致劳动时间无限延长、工作效率低下。

这时，其实应该想想坚定性沟通的方法。

当你收到投诉时，应该回归谈判双方最原始的关系，"确实是顾客提出的问题，但是在之前我们也提出过条件"。但是，在日本，由于其他公司不敢尝试，所以自己所在的公司也不得不顺从主流。如此一来，只是让消极沟通成为一种惯性，即便顾客提出的问题并无道理可言。这真是憾事一桩。

最近，日本也在提倡"改革劳动方式"。改革劳动方式，就意味着我们有望将交际双方不平等关系的思维定式改变，让沟通变为欧美式的对等的模式。

同时，如果社会偏向消极的沟通模式，当问题确实发生在对方身上时，则更容易让他人钻空子。

工作场所的职权骚扰问题，愈发引起众人的关注。

社会上有一种"变态"，热衷于欺负他人并从中获得快感。

这种人仰仗年龄，有坐上系长、课长等有一定级别高

第六章　认生的人工作沟通术

　　度的位置的情况。当这种职权骚扰频繁降临时，损坏录音带的方法也许同样会失去效用。这就是"逃跑大法"出场的时刻了。

　　讲实在话，这类以欺凌他人获取人生价值的人，应该由社会进行统一纠正。虽然从现状来看，这样的社会制度还尚未形成，不过公司内部应该也有职权骚扰专用投诉渠道吧。

　　学校里面有"怪兽家长"，商店里面有"怪兽顾客"，医院里面有"怪兽病人"，这些"怪兽"的存在是当今社会需要面临的问题。

　　"怪兽"一般会认定自己享有理所应当的权利。其实所谓的沟通交流，正因为有自己和他人之分，且双方存在不同之处，为了解决不同而需要不断进行磨合。

　　只有相互尊重的沟通模式在社会中不断扩大，万事才能顺利。

缩短距离的"Small Talk"

如果双方都认生，对话往往难以顺利展开。有什么办法可以缩短两人之间的心理距离吗？

首先，我们马上想到，用闲谈来暖场。

闲谈在英语中表示为"Small Talk"。

可能有些人不善闲谈。

其实没关系，即使是拙劣的闲谈也无所谓，重要的是向对方展示花费时间关心对方的态度，这可以为你们的交流加分。

Small Talk最好用的交流素材即"夸奖对方的穿着打扮"，外国人经常会从夸奖对方的首饰或装饰"精致"开始一段对话。但是，我个人不太擅长如此。

我的Small Talk的内容是新闻。我时常浏览雅虎新闻、谷歌新闻的标题，即使不阅读详细内容，我也可以从"我看到这么一条新闻"开始我的对话。

"有这么一条新闻"就是我对话开始前的润滑剂。

"我对这条新闻挺感兴趣，你对什么新闻感兴趣？""昨天的足球比赛真精彩啊"，这就是我一般对话的开端。

不过，有时即使自己鼓足勇气开启Small Talk，对方的反应却不够热情。

这有很多原因，也许是因为你说的内容对方不了解，也可能是由于他对此不感兴趣。你并不需要为此而感到失落。

重要的是，你可以通过这种亲身经历了解到即使是Small Talk也有聊不到一起的时候。

其实，有时你也会对对方的Small Talk不感兴趣。

比如，对方和你聊棒球的事情，可是你对棒球一无所知。

这时，你要尽量扩展话题，"我有点兴趣，很想了解一下。""能告诉我都有哪些队伍吗？"。

"听起来很有趣，下次我也去看看。"

这样一附和，即不会伤及对方的感情，也可以缓和对话的氛围。

没有不能说的话题

当今社会之下，人们很难找到共同话题。

在过去，由于人们都过着同样的生活，流行歌曲和热门商品家喻户晓。

大家看着相同的电影和电视节目，崇拜同一个偶像，哼唱着同一首流行歌曲，捧着同一本书或杂志。可是到了现在，每个领域都发生了爆发式的增长，充斥着各种各样的新事物。人与人之间再难以就相同的兴趣和爱好进行对话。因为，我们的选项实在是数不胜数。

当我还是孩童的时候，

"昨天晚上8点看了漂流者乐队的《8点！全员集合！》（TBS电视台），还在《夜间HIT Studio》（富士电视台）

节目中听了《红宝石戒指》……"

"我也看了。"

这样的对话内容，在现代社会是不可能实现的。

换句话来说，你可以建立一种认知，即"现在很难找到和自己兴趣相投的人"。这样一来，你的心情也会放松许多。

如果对方对政客贪污的话题不感兴趣，那么你可以选择在3秒钟就立刻跳转到棒球的话题。如果对方再不接话茬，那就聊聊偶像团体的事情吧。

极端来讲，"没有不能说的话题"。

你大可以放松心情开始对话。

曾经在欧美社会中认为，不能谈论政治和宗教话题。随着社会的发展，这条原则已经发生了很大变化。

如果话题选错了，可能现场就会陷入短暂的沉寂。

即使这样，你只要大胆明快地转换话题，说一句"我们聊其他的吧"就可以了。

　　对话是没有规则的。容易产生社交焦虑的人，往往被对话的规则所束缚。他们总是过于关注规则，被束缚的不得动弹。只有不过度关注话题的禁忌性，心情才会放松下来。

人见人爱的说话方式

我曾说过，对话没有规则，也没有禁忌。下面，我将告诉你什么是人见人爱的说话方式。

大原则即"不说坏话""不说丧气话"。

这个道理大家都懂。当你不小心开始吐槽别人的缺点时，一定要再说上几句他人的优点，保持谈话内容的平衡性。既要点到对方的劣势，也要提及对方的优势。

"某些地方是你的缺点，我希望你能够纠正。同时，你也具有某些优点，希望你能继续保持。"

这样的说话方式，听起来一点都不像在说坏话，对不对？

这便是"保持谈话的平衡性"。

　　另外，那些经常说丧气话的人，大多数有"不能肯定自己，无法和自己产生共鸣"的倾向。

　　对于这样的人来说，重点在于，"首先肯定自己，了解自己"。

　　除了小学生和幼儿园小朋友可以经常获得褒奖之外，成年人很难获得他人的表扬。想想看，是不是小朋友只要换个衣服、打个招呼就可以得到表扬？

　　但是，一个人成年之后，比如成为公司职员。

　　即使是工作做得好，也会被认为"拿着工资理所应当"，几乎没有什么被表扬的机会，更不用提当众被嘉奖了。

　　正因为如此，我们才不能去等待他人的褒奖，首先要学会自我表扬、自我肯定。

　　理解自己，肯定自己的现状，是十分重要的事情。

　　只有与自己产生了共鸣，别人才会与你产生共鸣。

　　如果你至今没有被别人表扬过，没关系，从现在开始表扬你自己吧。

　　又或者，最理想的状态是，不断回忆为数不多的被嘉奖的场景。

人的一辈子，都应该有过被嘉奖的时刻。努力回想起来吧。

你不需要为了得到他人的褒奖而开始努力，现在的你刚刚好。

只要能这样思考，认生情绪会渐渐褪去。

不仅是销售岗位，任何岗位上的人，都可以得益于认生，取得工作业绩。

为了迎接美好的明天，从现在开始爱自己吧。

后　记

《认生的人》读罢，感想如何？

本书将认生定义为社交恐惧症的前兆。

将人分为三类。第一种是健康的人，第二种是未达社交恐惧症的程度，但颇为认生的人，第三种是达到社交恐惧症的程度，极其认生的人。

根据美国精神医科学会的最新诊断标准（DSM-5），每天且持续6个月以上，对人际关系感到持续性焦虑且对日常生活产生影响的状态，即可被诊断为社交恐惧症。

在本书中，我向大家介绍了克服社交恐惧症的方法——认知行为疗法。在此，我将为大家详细说明认知行为疗法。

认知行为疗法是认知疗法和行为疗法相结合的一种心理

治疗方法。认知疗法中的"认知"可以认为是"思维"。该方法是通过找出思维（认知）和行为的扭曲，以达到平衡为目的进行修正的一种治疗方法。

诊所、医院进行的认知行为疗法，一般一次30分钟～50分钟，患者与心理治疗师一对一交谈，共计16次（约4个月）为一个标准疗程。

每次都会确定主题，围绕某个思维和具体的改进方法进行讨论，将得出的方法作为家庭作业，要求患者每天练习。

你可以把它想象为一次面对面的心理咨询，内容上更接近于学习一种新的知识或技能的训练课。不仅可以针对个人展开，还可以展开团体治疗。

自2010年度开始，由医生进行的认知疗法及认知行为疗法已经进入了日本公共医疗保险范畴。2016年开始，社交恐惧症、恐慌症、强迫症、创伤后应激障碍（PTSD）这四种疾病也进入了保险的范围。

2018年度，2020年度，以及未来的制度改革，相关学术团体正在向厚生劳动省提出请求。例如，由公认的心理咨询师进行的治疗，以及失眠症、进食障碍、慢性疼痛等疾病同样应该纳入保险范畴等。

另外，医生和心理咨询师仅针对患者一人，而现在社交恐惧症的认知行动疗法操作手册已经在厚生劳动省和日本焦虑症协会主页登载，可以随时供大众下载阅览。如果你对此感兴趣，欢迎下载来看看。

我所在的千叶大学，于2016年着手社交恐惧症认知行动疗法的抽样比较试验，通过16次认知行动疗法，成功改善了抗抑郁药物"选择性5-羟色胺再摄取抑制剂"无效患者的认生状况，创造了世界首例治疗案例。

该临床研究的结果，成为公共医疗保险的参考案例。2016年10月，在千叶大学医学部附属医院成立了日本国立大学医院中第一家认知行动疗法中心。

2017年5月，也就是正在撰写此后记的现在，正在进行为期1年的远程认知行动疗法实验。实验方法是将千叶大学医院的笔记本电脑通过电视会议系统与患者家中的移动终端进行连线，进行远程治疗。

主要治疗对象，除了本书中提到的社交恐惧症之外，还有恐慌症、强迫症等患者，共计30人。

国家倡导发展远程医疗的大背景下，克服认生的认知行动疗法被引入其中，相信未来在日本，会有越来越多的人能够不受地点限制接受治疗。

文至末尾，我要郑重地表达我的感谢之意。感谢本书的编辑小岛一平细心策划，感恩书籍撰写人、Office cocoro代表董事山守麻衣女士热心帮忙起草，是他们的努力让本书从一篇研究员晦涩难懂的文章转变为普罗大众易读易懂的书籍。

本书中所涉及的病例，为了清晰地再现临床状况有所调整，但我保证它们绝非杜撰而来。

2017年5月　清水荣司